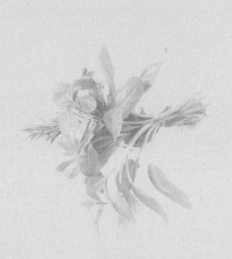

D1576734

Es una realización de

**Departamento de Proyectos Especiales
de Cultural Librera Americana S.A.**

Este libro debe interpretarse como un volumen de referencia, por lo tanto su contenido de ninguna manera reemplaza al tratamiento médico. La información que contiene es de carácter orientativo y no debe considerarse al mismo nivel que las indicaciones de un profesional de la salud. Los autores y editores, por lo tanto, no se responsabilizan de ningún tipo de daño o perjuicio derivado, directa o indirectamente, del uso y la aplicación de los contenidos de la presente obra.

Dirección creativa
Carlos Alberto Cuevas

Coordinación de obras y marketing
Ana María Pereira

Departamento de arte
Dirección:
Armando Andrés Rodríguez

Asistente:
Isabel López

Diagramación y diseño
*Mariana Paula Duarte - Jaqueline Solange Espinola
Cecilia Gandolfo - Bárbara Montano*

Edición y supervisión de esta obra
Equipo editorial

Asesoría y redacción:
*Lic. Valeria Cynthia Aguirre
Lic. María de los Ángeles Guariño*

Todos los derechos reservados
© CULTURAL LIBRERA AMERICANA S.A. MMII
    Buenos Aires - Rep. Argentina

Presente edición:
© **LATINBOOKS INTERNATIONAL S.A.**
    Montevideo - Rep. O. del Uruguay

    Impreso en Pressur Corporation S.A.
    República Oriental del Uruguay

    ISBN: 9974-7944-7-1
    Edición 2006

Queda prohibida la reproducción total o parcial de este libro, así como su tratamiento informático, grabación magnética o cualquier almacenamiento de información o sistemas de recuperación o por otros medios, ya sean electrónicos, mecánicos, por fotocopia, registro, etc., sin el permiso previo y por escrito de los titulares del copyright.

Cocina rica y nutritiva para hipertensos / redacción y selección de textos por
  Equipo Editorial. -- Montevideo, Rep. Oriental del Uruguay : © Latinbooks
  International S.A., 2005.
  104 p. : il. ; 18 x 25.5 cm.

  ISBN 9974 -7944 -7 -1

  1. NUTRICIÓN. 2. HIPERTENSIÓN ARTERIAL. 3. RELACIÓN
  ENTRE HIPERTENSIÓN Y ALIMENTOS. 4. HIPERTENSIÓN Y
  GRUPOS DE RIESGO. 5. DIETA DASH. 6. RECETARIO PARA
  HIPERTENSOS.
  CDD 613.2

JAMES PRENDERGAST LIBRARY
509 CHERRY STREET
JAMESTOWN, NEW YORK 14701

PLAN ALIMENTARIO Y CUIDADOS ESPECIALES

COCINA
Rica y Nutritiva para
HIPERTENSOS

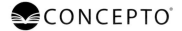

CONCEPTO

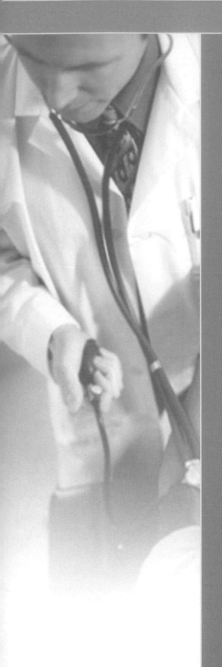
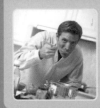
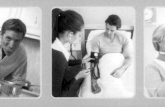

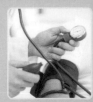

A modo de presentación

Durante las últimas décadas la cocina y la alimentación cobraron un impulso inusitado: por un lado, el avance en la investigación sobre los componentes químicos que conforman los alimentos ofreció datos certeros acerca de sus efectos en nuestro organismo; por otro lado, el viraje cultural que representó la globalización permitió el intercambio entre distintas culturas y sabores.

Gracias a estas modificaciones, muchísimos nuevos manjares se sumaron y enriquecieron a los tradicionales. Sin embargo, no todos los aportes fueron beneficiosos, hubo también un excesivo aumento en el consumo de alimentos sintéticos y de lo que conocemos como comida chatarra.

La medicina también experimentó transformaciones radicales. La principal fue haber colocado la mayoría de sus esfuerzos en el diseño de estrategias orientadas a la prevención. Hoy, las políticas sanitarias privilegian este tipo de medidas con excelentes resultados.

La serie *Cocina seleccionada*, haciéndose eco de todos estos cambios, brinda a sus lectores un preciso resumen de las mejores formas de encarar los problemas de salud a través de la prevención y la buena alimentación.

Índice general de la obra

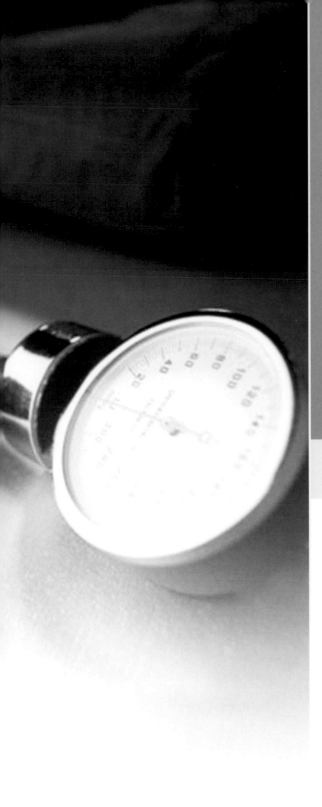

Cocina para hipertensos

La dieta sin sal

La hipertensión es una afección común en la actualidad. Consiste en un excesivo aumento de la presión sanguínea que puede causar daños al organismo. Sin embargo, si seleccionamos con cuidado los alimentos que cocinamos, los niveles de presión se reducen notablemente. A través de estas páginas descubriremos las mejores opciones para mantener una presión arterial saludable.

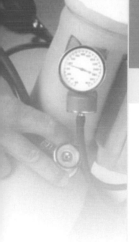

Hipertensión arterial

La hipertensión es el aumento sostenido de la presión arterial por encima de sus niveles normales. Para controlarla es preciso conocer su origen y sus consecuencias

¿Qué es la presión arterial?

La presión con más posibilidades de alterarse es la diastólica o mínima.

La presión arterial es la fuerza que genera el pasaje de la sangre sobre las paredes de las arterias.
Se conocen dos tipos de presiones:

El control regular de la presión arterial ayuda a prevenir la hipertensión.

- **La máxima**, también denominada presión sistólica, es la que se produce cuando el corazón se contrae para enviar la sangre a todo el cuerpo.

- **La mínima**, conocida además con el nombre de diastólica, es la que tiene lugar cuando el corazón se relaja para permitir su llenado, es decir, el ingreso de la sangre a las cuatro cavidades (aurículas y ventrículos, tanto derechos como izquierdos).

La presión arterial se anota convencionalmente como presión máxima sobre mínima, por ejemplo: 130/85 mm Hg. Su valor normal debe ser menor o igual a 130 milímetros de mercurio de presión máxima, y menor o igual a 85 milímetros de mercurio de mínima.

Alteraciones en la presión

Cuando la presión se encuentra alterada, no necesariamente lo están los dos valores. En todo caso, el valor que se halla más alejado del normal es el que va a asignar el grado de hipertensión que se padezca. Generalmente, la presión más propensa a alterarse es la diastólica o mínima.

En las personas la presión arterial está determinada, por un lado, por el gasto cardíaco, es decir, por la capacidad que

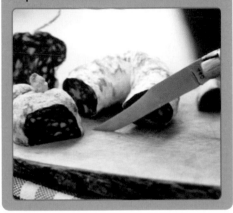

Los alimentos salados pueden elevar la presión arterial.

Al realizar una ingesta rica en sal (papas o patatas fritas, fiambres o embutidos) vamos a provocarnos un aumento de la prcsión, pero si nuestro organismo funciona correctamente, estos faclores no impedirán que mantengamos sus niveles dentro de los límites normales. En una persona que padece hipertensión, estos mecanismos o "factores de regulación" no funcionan o lo hacen de manera defectuosa.

¿Por qué utilizamos dos cifras para medir la presión?

Para medir la presión sanguínea se emplea un instrumento denominado "esfingomanómetro", o tensiómetro. La banda del tensiómetro se coloca alrededor de la parte superior del brazo y se infla con el objeto de detener el flujo de sangre en la arteria. A medida que se desinfla la banda, se emplea un estetoscopio para escuchar el bombeo de sangre. El sonido se registra en un indicador de presión unido a la banda.

posee nuestro corazón para contraerse y la frecuencia cardíaca que tenemos cada uno de nosotros. Por otro lado interviene la resistencia periférica, que es el estado en que se encuentran nuestras arterias y arteriolas.
De la acción de estos dos factores (gasto cardíaco y resistencia periférica) va a depender que la presión se mantenga en equilibrio, es decir, dentro de los valores normales.

El aumento de la presión arterial por encima de los valores normales hace que el corazón deba realizar un esfuerzo adicional.

Factores que pueden alterar la presión

Algunos motivos pueden ser internos y otros, modificaciones causadas por detonantes externos a nuestro propio organismo. Los más comunes son:

- Variación de la frecuencia de los latidos cardíacos.

- Situaciones de estrés.

- Alimentos salados.

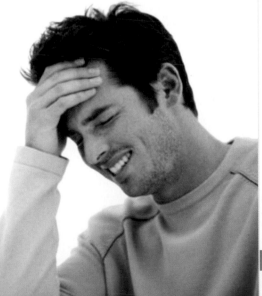

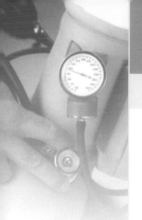

Presión sistólica y diastólica

Categoría	Sistólica [mm Hg]	Diastólica [mm Hg]
Óptima	< 120	< 80
Normal	120 - 129	80 - 84
Normal alta	130 - 139	85 - 89
Hipertensión		
Grado 1 (ligera)	140 - 159	90 - 99
Grado 2 (moderada)	160 - 179	100 - 109
Grado 3 (severa)	> 180	> 110

Los niveles de presión arterial suelen variar según los cambios atmosféricos.

El primer sonido de bombeo que se escucha es considerado como el indicador de la presión sistólica, mientras que el último señala la presión diastólica. Los tensiómetros son aparatos diseñados a partir de columnas de mercurio que se desplazan sobre una banda milimetrada. De ahí que hablemos de 140 mm Hg, o 140 milímetros de mercurio. La voz popular ha recogido desde hace tiempo los dos primeros dígitos como forma de expresión, acortándola a "14". Este uso no es correcto porque obviamente no es igual 140 que 14.

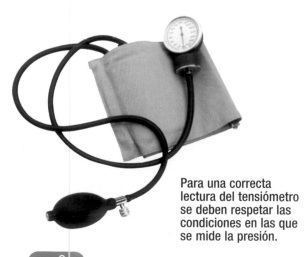

Para una correcta lectura del tensiómetro se deben respetar las condiciones en las que se mide la presión.

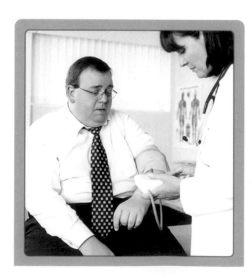

Hipertensión primaria y secundaria

La presión arterial está elevada cuando la máxima es mayor o igual a 140 mm Hg y/o cuando la mínima es mayor o igual a 90 mm Hg. De acuerdo con los factores que le dan origen, es posible clasificar la hipertensión en primaria o secundaria.

¿Cuál es el origen de la hipertensión?

L as causas de la hipertensión arterial son variadas y dependen del grado en que se presente. Para conocerlas, podemos empezar por clasificar esta disfunción en dos grandes grupos:

• Hipertensión primaria

• Hipertensión secundaria

En la hipertensión **primaria,** las causas son desconocidas. No hay una enfermedad que la determine y se cree que existe un componente genético o hereditario que intervendría en su desarrollo. Corresponde a la mayoría de las personas que padecen esta afección (alrededor del 90%).

Este tipo de hipertensión se ve condicionada por diferentes factores, que interactúan con la predisposición genética para elevar la presión arterial y pueden ser:

1. **Modificables mediante un tratamiento adecuado:** entre ellos encontramos el sobrepeso y la obesidad; la hipercolesterolemia (índice elevado de colesterol); la falta de actividad física, es decir, el sedentarismo; el consumo de alcohol (más de 90 mililitros por día), el tabaquismo y una alimentación con exceso de sodio (alimentos salados o con agregado de sal de mesa).

2. **No modificables:** antecedentes personales y/o familiares de enfermedades cardiovasculares. Se presentan con mayor frecuencia en el hombre de edad adulta.

El sedentarismo es uno de los factores que elevan la presión arterial.

La presión arterial se puede controlar haciendo el tratamiento adecuado.

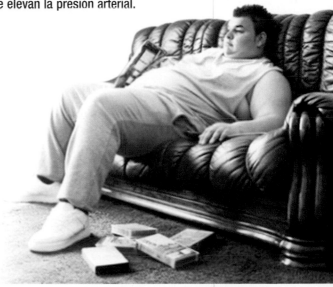

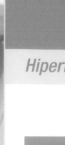

La hipertensión secundaria puede manifestarse a causa de la toxemia del embarazo.

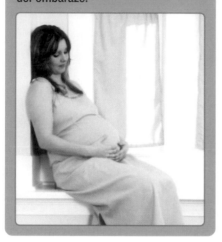

En cambio, en la hipertensión **secundaria** existe una enfermedad o situación previa que la provoca y favorece su desarrollo. Generalmente aparece sólo en un 10% de las personas afectadas y puede manifestarse a causa de:

- Toxemia del embarazo (se presenta en mujeres embarazadas, sin antecedentes previos).

- Alteraciones nerviosas: personas hiperquinéticas, estresadas.

- Medicación contraindicada que puede generar efectos adversos (por ejemplo, corticoides y anticonceptivos orales sin un control adecuado).

En ocasiones el uso de anticonceptivos orales se encuentra relacionado con la aparición de hipertensión secundaria.

Tipos de hipertensión

Primaria	*Secundaria*
• 90% de los casos.	• 10% de los casos.
• Causa desconocida.	
Factores que predisponen a elevar la presión arterial	*Enfermedades o situaciones previas que la provocan*
Modificables	• Enfermedades renales.
• Sobrepeso.	• Tumores endocrinos, hipertiroidismo.
• Obesidad.	• Alteraciones nerviosas.
• Hipercolesterolemia y tabaquismo.	
• Consumo de alcohol.	• Medicación contraindicada.
• Alimentación con exceso de sodio.	
No modificables	• Alteraciones de los grandes vasos (arteria aorta).
• Edad adulta.	
• Propensión masculina.	• Toxemia del embarazo.
• Predisposición familiar.	

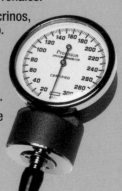

Condiciones que elevan transitoriamente los valores

- El esfuerzo físico excesivo.
- Las alteraciones climáticas.
- El desplazamiento a zonas de temperatura diferente.
- Emociones intensas, como el dolor o el miedo.
- El manejo de automóviles, hablar en público, las discusiones fuertes, las inquietudes psíquicas, los ruidos.

- Afecciones de los grandes vasos (arteria aorta).

- Enfermedades de origen renal.

- Tumores endocrinos, hipertiroidismo.

¿Aumenta el número de los hipertensos con la edad?

El paso del tiempo es otro factor lamentablemente no modificable, que transforma la presión arterial. De modo que tanto la presión arterial sistólica (máxima) como la diastólica (mínima) aumentan con los años, y lógicamente inciden con mayor frecuencia en los grupos de personas de mayor edad.

El proceso para identificar la hipertensión

Un correcto diagnóstico de hipertensión se desarrolla siguiendo una serie de pasos concretos que parten de la medición de la presión arterial en diferentes momentos y días, prestando atención a las cifras detectadas, de acuerdo con condiciones conocidas como "basales" (en reposo y en ayunas).

Razones de los cambios en las cifras de presión

Las necesidades del organismo son distintas en cada momento, y para adaptarse a ellas la presión arterial va cambiando. Frecuentemente al repetir las mediciones surgen valores distintos. En algunas personas estas cifras variarán más que en otras, según la respuesta de cada organismo.

Esta repetición de las tomas produce una reacción de alerta que genera una elevación, y las cifras resultantes se aproximan entre sí. Conviene entonces medirse dos o tres veces, y considerar la última de las tomas, o el promedio de todas ellas, como la presión arterial.

Es normal que la presión arterial varíe y se adapte para responder a las necesidades del organismo.

La presión arterial suele aumentar con la edad.

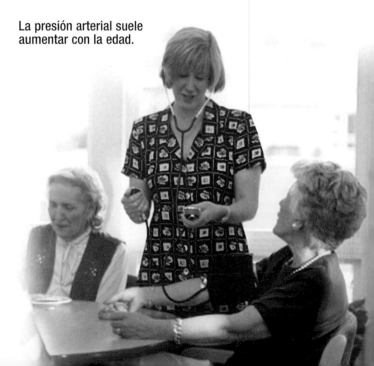

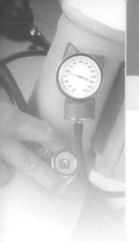

Causas de la hipertensión

Existe una serie de factores que ejercen una gran influencia sobre el riesgo de padecer hipertensión arterial. Estas variables incluyen aspectos tales como la edad o la herencia genética, entre otros.

Se estima que los hombres son más propensos a padecer hipertensión.

Una suma de factores

Estas son las principales causas que pueden determinar un aumento de la presión arterial:

- **Orgánicas:** la hipertensión puede surgir por fallas en el funcionamiento de los procesos biológicos que regulan la presión arterial.

Las causas de la hipertensión también pueden ser hereditarias.

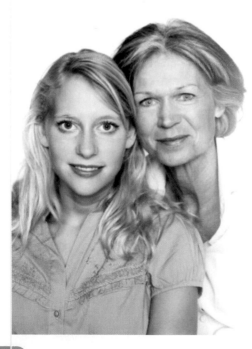

- **Hereditarias:** las probabilidades de padecer hipertensión arterial, en las personas cuyos padres o familiares presentan hipertensión, son del doble con respecto a quienes no tienen tales antecedentes.

- **Alimentación incorrecta:** los excesos de sal y de grasas en la dieta aumentan los niveles de presión arterial.

- **Obesidad:** frente a los individuos sin sobrepeso, aquellos que sufren de obesidad tienen tres veces más posibilidades de verse afectados por la hipertensión.

- **Sexo:** las mujeres están más protegidas del riesgo de padecer hipertensión por la acción de las hormonas femeninas o estrógenos. De todos modos, esta ventaja sobre los hombres desaparece con la llegada de la menopausia, cuando se incrementan marcadamente las probabilidades de sufrir altos niveles de presión.

- **Edad:** con el envejecimiento, especialmente a partir de los sesenta y cinco años, las arterias se endurecen, lo que dificulta el paso de la sangre y provoca un aumento de la presión arterial.

- **Estrés:** muchas investigaciones demuestran que la situación laboral y

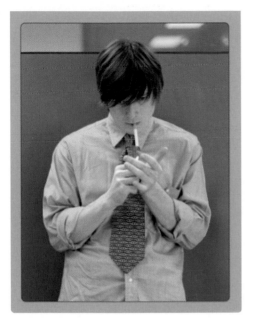

enfermedades del corazón. El consumo exagerado, en cambio, además de abrir la posibilidad de producir alcoholismo, genera un aumento de la presión arterial.

- **Tabaco:** si bien el efecto del tabaco sobre la presión arterial no ha sido claramente establecido, se ha comprobado que resulta perjudicial para el sistema circulatorio. No sólo provoca numerosas enfermedades cardiovasculares, además impide que las sustancias que forman parte del tratamiento de la persona hipertensa sean asimiladas por el organismo. Así, los medicamentos contra la hipertensión son menos eficaces en quienes tienen el hábito de fumar.

económica de una persona puede generar estrés, y un claro aumento de la presión arterial. Hoy en día está comprobado que los individuos con trabajos muy exigentes y mal remunerados, o con problemas de dinero, presentan altos niveles de hipertensión.

- **Embarazo:** la tendencia de las embarazadas a acumular líquidos da lugar a la posibilidad de sufrir un tipo de hipertensión especial, llamada preeclampsia. Incluso pueden aparecer, en algunos casos, formas más graves de presión (eclampsia), que requieren una hospitalización inmediata.

- **Alcohol:** los especialistas sostienen que el consumo moderado de alcohol disminuye la hipertensión, al mismo tiempo que mejora el funcionamiento del sistema circulatorio y previene muchas

Sabía que...

Según estudios realizados en Estados Unidos, las personas de color están más expuestas al riesgo de hipertensión. Aunque se desconocen las causas que provocan este fenómeno, se sabe que la población afro posee hasta un 33% más de probabilidades de padecer la enfermedad.

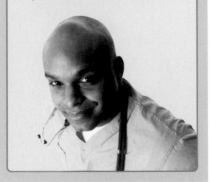

Las situaciones de estrés pueden alterar la presión arterial, desembocando en un cuadro de hipertensión.

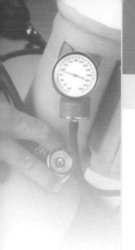

Formas de medir la presión

Existen varios instrumentos para monitorear la presión arterial. Pero en todos los casos deben respetarse ciertas condiciones "basales", conjunto de requisitos que aseguran una correcta medición.

Principales instrumentos de medición

Tener un adecuado registro de los niveles de presión arterial constituye el pilar fundamental para el control de la hipertensión. Para ello se necesita estar provisto de algún tipo de elemento de medición que resulte preciso y confiable. En la actualidad, la presión arterial se mide con tres distintos tipos de aparatos:

Los tensiómetros digitales no requieren el empleo de un estetoscopio.

El esfigmomanómetro debe estar en buenas condiciones y ser revisado periódicamente.

- **Esfigmomanómetro de mercurio:** es uno de los medidores más exactos. Sin embargo, el hecho de que sea de mercurio, hará que este aparato caiga en desuso.

- **Esfigmomanómetro de aire:** es el que más se usa. Si bien es muy preciso, necesita de un fonendoscopio para su implementación.

- **Aparato electrónico:** se emplea para el autocontrol. Tiene un detector del pulso incorporado, por lo que no requiere de un fonendoscopio. Es muy sensible a los movimientos y cualquier interferencia puede incidir en sus mediciones.

Las condiciones basales

Resulta imprescindible cumplir una serie de requisitos para medir la presión arterial:

- Es fundamental estar relajado.

- Estar sentado, con el brazo derecho sobre una mesa.

- La ropa no debe presionar el brazo.

- La vejiga urinaria debe estar vacía.

- Las piernas no deben permanecer cruzadas.

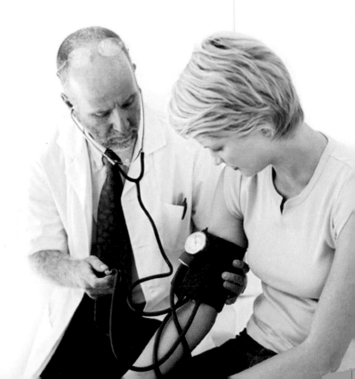

Presión diastólica

Tanto en los niños como en algunos adultos, los latidos no desaparecen. La presión diastólica o mínima es aquella que se caracteriza por una modificación en la tonalidad de los latidos.

- Durante treinta minutos antes de la medición, no fumar, no comer, no beber alcohol, ni hacer ejercicio físico pesado.

El procedimiento y sus pasos

El esfigmomanómetro, que es el instrumento más utilizado, funciona del siguiente modo:

- Debe colocarse el manguito a la altura del corazón , con su borde superior como mínimo a 2 cm por encima del codo.

- Luego se infla el manguito hasta alcanzar una presión de 180 mm Hg. Si se tiene el antecedente de que en mediciones previas la presión sistólica ha superado esta cifra, se debe inflar el manguito hasta una presión de 20 mm Hg por encima del último registro conocido.

- A continuación se localiza el latido arterial en la articulación del codo, allí se coloca la campana del fonendoscopio y se va desinflando poco a poco el manguito.

- Para concluir es preciso conocer la forma en que se distingue la presión sistólica y diastólica. La primera se reconoce al escuchar el primer latido, y a partir de la desaparición del latido se identifica la presión diastólica o mínima.

¿Es útil medirse uno mismo la presión arterial?

La automedida es una técnica que aporta mucha información sobre el diagnóstico y control de la presión arterial. Esta práctica proporciona numerosos valores de presión porque pueden ser obtenidos en distintos días y en un contexto cercano a las condiciones de vida cotidianas. Permite obtener una valiosa evidencia en un número importante de pacientes que en la consulta médica (quizá por los nervios del momento) manifiestan valores altos de presión. Los médicos en general aconsejan a las personas con esta afección que se tomen el trabajo de controlar y medir su propia presión por sí mismas. Este hábito las ayuda a comprender mejor su organismo y a ampliar su conocimiento acerca de la hipertensión.

El paciente no debe mover su brazo ni hablar durante la medición de la presión arterial.

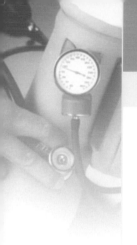
Diagnóstico y tratamiento

De acuerdo con cada caso en particular, el médico determinará cuál es la medicación que corresponde. Para realizar su prescripción tendrá en cuenta factores como el sexo, la edad, el peso y el estilo de vida del paciente.

Los diuréticos disminuyen la presión arterial al reducir el volumen del flujo sanguíneo.

Acerca de las dosis

Para comenzar el tratamiento, el médico indica generalmente un único medicamento, lo cual permite comprender sobre qué síntomas hay que actuar para corregir los niveles de presión. Si después de algunas semanas de control la presión arterial no ha bajado lo suficiente, el médico optará entre cambiar el tipo de droga o simplemente aumentar la dosis del medicamento ya prescripto. De no mejorar la situación del paciente, la acción de los primeros medicamentos

Al inicio del tratamiento el médico suele prescribir un sólo medicamento.

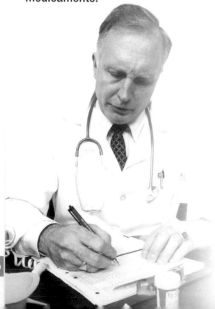

puede ser completada por otros preparados. Cualquiera sea la edad del individuo afectado, éste deberá mejorar o normalizar su presión en cuatro meses recurriendo a un solo medicamento. Si igualmente la presión arterial resiste a varias drogas, y supera los 160/95 mm Hg, el médico deberá ordenar un examen más intenso o será preciso recurrir a un especialista.

Acerca de la medicación

En la actualidad se dispone de un gran número de medicinas para tratar al hipertenso. Algunas tienen más de una acción farmacológica. Las más utilizadas se pueden reunir en los siguientes grupos:

- **Los diuréticos:** hacen que los riñones expulsen más cantidad de agua y sal. Esto reduce el volumen del flujo sanguíneo, y por lo tanto, la presión arterial.

- **Los betabloqueadores:** bloquean los efectos del sistema nervioso autónomo sobre el corazón. Los latidos se tornan más leves y menos frecuentes, reduciendo así la presión arterial.

- **Los alfabloqueadores:** inhiben la secreción de sustancias químicas que comprimen los vasos sanguíneos, reduciendo la presión arterial.

- **Los bloqueadores de los canales de calcio:** hacen que los vasos sanguíneos se dilaten.

La ingesta de medicamentos

De acuerdo con el nivel de presión, el estilo de vida, el consumo de alcohol, sal y tabaco, el tipo de actividad cotidiana de la persona, en ciertos casos puede empezarse un tratamiento sin medidas farmacológicas, controlando que los registros de presión disminuyan en un lapso de tiempo razonable. Si estos niveles no se normalizan, la única opción es desarrollar un tratamiento con la ayuda de medicamentos. De todos modos, aunque se ingieran pastillas para la hipertensión, el ejercicio y la dieta deben mantenerse.

Razones para comenzar un tratamiento

Se debe realizar una consulta médica urgente en los siguientes casos:

- Toda persona mayor de dieciocho años podrá ser hipertensa, en tanto presente, sin otros factores de riesgo, presiones basales (medidas durante el reposo y el ayuno) equivalentes o superiores a los 140/90 mm Hg. Iguales características se manifiestan en jóvenes y ancianos, aunque en estos últimos el tratamiento antihipertensivo es más beneficioso.

- Si los registros de presión arterial están por encima de los 180 y/o 105 mm Hg,

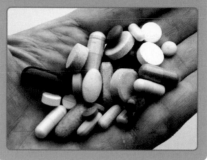

El abuso de fármacos que regulan la presión puede causar serios problemas.

el tratamiento debe comenzarse rápidamente. Hay un conjunto de factores de riesgo asociados a considerar especialmente (tabaquismo, diabetes, hiperlipemia, obesidad), además de los antecedentes de enfermedad cardiovascular (infarto de miocardio, infarto cerebral, arteriosclerosis, etc.), y la afectación de los órganos diana* de la hipertensión (corazón y arterias). Si no se presentan estos factores, el tratamiento farmacológico puede implementarse tras un breve período en el que se intenta mejorar el estilo de vida a través de ejercicios, dietas, la disminución del peso corporal y el abandono del tabaco.

- El nivel de presión debe llevarse por debajo de los 140/90 mm Hg, e incluso hasta niveles menores. En el caso particular de los afectados por diabetes, los valores deben llevarse por debajo de los 130/80 mm Hg.

La dieta sana y el ejercicio no deberán ser abandonados aún cuando el paciente se encuentre bajo tratamiento farmacológico.

---

* Órgano o célula donde se dirige la acción de un reactivo, un medicamento, una enzima, etc.

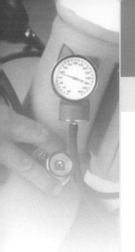

Efectos de la hipertensión en el organismo

La presión arterial alta hace que el corazón deba esforzarse para irrigar sangre a los órganos y tejidos corporales. Esta sobreexigencia puede causar el debilitamiento del corazón y la lesión de las arterias.

El aumento de la presión sanguínea favorece el desarrollo de colesterol y de placas de ateroma, depósitos de grasa que pueden llegar a obstruir las arterias.

¿Qué ocurre si no me cuido?

La hipertensión seguirá inexorablemente su evolución. Esto ocurrirá sin presentar síntomas. Años después aparecerán las consecuencias de la afección ya instaurada y se verán afectados los riñones, el corazón, los ojos, el cerebro y todo el árbol arterial. En consecuencia, es importante conocer cómo se producen estos trastornos.

Engrosamiento de los vasos

La hipertensión puede provocar el engrosamiento de los vasos que al endurecerse, lesionan sus paredes, favoreciendo el depósito de colesterol en las arterias, y el consiguiente posible desarrollo de la placa de ateroma (acumulación y endurecimiento de grasas en las paredes). Esto puede ocasionar la aterosclerosis de los propios vasos coronarios. La hipertensión es responsable de muchos casos de enfermedad cardíaca por angina de pecho o infarto. Sin embargo, este cuadro médico sólo se da en pacientes que no respetan las indicaciones de su tratamiento.

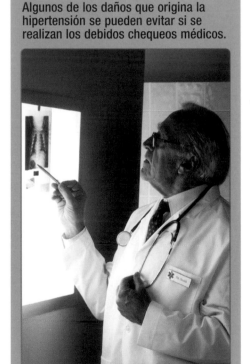

Algunos de los daños que origina la hipertensión se pueden evitar si se realizan los debidos chequeos médicos.

Insuficiencia cardíaca

Cuando tenemos la presión alta, el músculo cardíaco (miocardio) late con más fuerza para tratar de vencer la resistencia que existe en los vasos más pequeños. Como sucede con cualquier músculo

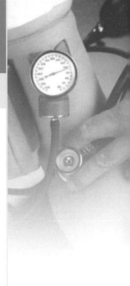

sometido a un trabajo excesivo y exagerado, el corazón se hipertrofia, es decir, aumenta de tamaño y pierde su función. Un órgano en estas condiciones puede latir con fuerza durante un tiempo (incluso años) pero luego se agota y es probable que empiece a tener problemas.

Ruptura de las células cerebrales

El aumento de la presión altera los delicados mecanismos de regulación de la circulación sanguínea cerebral y puede provocar un edema cerebral (acumulación de líquido en el tejido cerebral) si la descompensación arterial alcanza niveles severos. Un factor importante para tener en cuenta y tomar precauciones es la arteriosclerosis, ya que puede ocasionar accidentes cerebrovasculares (como por ejemplo hemorragias cerebrales) e infartos encefálicos.

Alteraciones en las retinas

Otro de los riesgos que puede acarrear una exposición prolongada a los efectos de la presión arterial alta es la alteración de la visión. Esta enfermedad afecta fundamentalmente la zona de la retina perturbando a los pequeños vasos que irrigan el ojo. El examen de estos vasos en el fondo del ojo (oftalmoscopia) es una prueba rutinaria obligatoria en todo hipertenso, ya que permite hacer un preciso diagnóstico de la influencia de la hipertensión sobre ellos sin necesidad de realizar otras pruebas más costosas o peligrosas, como arteriografías o biopsias.

La salud de los ojos depende en gran parte de la correcta llegada de sangre a los vasos que rodean a cada globo ocular. Al controlar la salud cardiovascular, es posible proteger la salud ocular.

Daño en los pulmones

La hipertensión hace que se triplique el riesgo de insuficiencia respiratoria. Por otra parte, las crisis hipertensivas agudas pueden producir edemas pulmonares (aumento de la presión en las venas de los pulmones). La rotura de capilares y la consiguiente entrada de líquidos en estos órganos pueden convertirse en un grave problema y es necesario controlarlas (realizando chequeos médicos) con extremo cuidado y precaución para que no se generen complicaciones.

Quienes padecen hipertensión deben consultar frecuentemente al oftalmólogo.

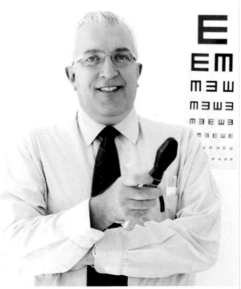

La hipertensión puede derivar en arteriosclerosis, que es el engrosamiento anormal de las paredes de las arterias.

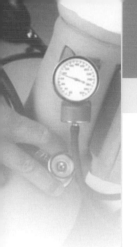

Cómo se trata la hipertensión

Mantener una presión arterial saludable depende de un control médico periódico y de un cambio en el estilo de vida. La dieta y la práctica regular de actividad física son fundamentales en este aspecto.

Reducir el consumo de sal no es la única medida preventiva.

Mucho más que dieta y medicación

Las personas a las que se les diagnosticó hipertensión deben realizar un tratamiento que incluya dieta y medicación de por vida ya que esta afección puede controlarse pero no curarse. Si el paciente es responsable, cumple con la dieta y realiza actividad física, sus niveles de presión pueden mejorar y es muy probable que el médico reduzca la dosis de la medicación. Existen diferentes factores que se relacionan, en forma directa o indirecta, con la presión arterial, es decir que aumentan o disminuyen sus niveles.

Hábitos que influyen negativamente en la presión arterial

Generalmente, cuando hablamos de hipertensión la relacionamos de inmediato con el consumo de sal de mesa, pero existen otros factores que intervienen directamente en su desarrollo, por ejemplo:

- **Cafeína:** provoca un aumento de la presión sanguínea (este efecto es de corta duración). La encontramos como componente del café, el té, el cacao en polvo, el chocolate y las bebidas cola.

- **Alcohol:** consumiendo 90 ml por día aumentamos en 3 mm Hg la presión

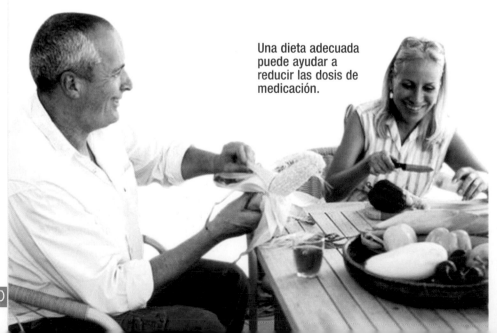

Una dieta adecuada puede ayudar a reducir las dosis de medicación.

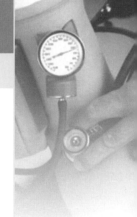

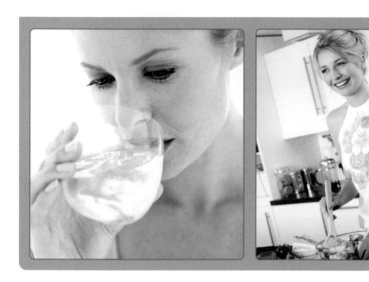

arterial. Además, el exceso de alcohol puede producir un incremento de las grasas en sangre, arritmias, problemas cardíacos y riesgo de muerte súbita.

- **Tabaco:** si bien no aumenta la presión arterial en forma directa, contribuye en ello al disminuir el calibre de los vasos sanguíneos, hecho que provoca un incremento de la fuerza ejercida por la sangre al pasar a través de las arterias.

- **Consumo excesivo de sodio:** eleva en forma directa la presión arterial, por lo que es importante controlar y disminuir su ingesta. En este aspecto, es conveniente tener en cuenta que, además de la sal, existen otras fuentes de sodio incorporadas a nuestro organismo por medio de ingredientes salados, agua, aditivos y conservantes utilizados en la industria alimentaria (enlatados, congelados, etc.), compuestos agregados a medicamentos, y el sodio contenido de forma natural en los alimentos.

Hábitos que influyen positivamente

Poco se habla de los variados hábitos nutricionales considerados positivos en el control de esta afección. Por lo tanto es preciso conocerlos en profundidad, ya que resultarán nuestros aliados a la hora de mantener un buen estado de salud.

- **Potasio:** aumenta la eliminación de sodio por orina. Además, favorece la dilatación de los vasos sanguíneos, por lo cual se reduce la presión arterial. Es decir, la sangre no ejerce tanta fuerza contra las paredes de las arterias, porque éstas presentan mayor calibre. No es necesario el consumo de suplementos de potasio: lo ideal es una alimentación basada en frutas y hortalizas frescas, para poder cubrir de este modo los requerimientos del organismo y, a su vez, disminuir la ingesta de alimentos ricos en sodio.

La cafeína se encuentra en infusiones como el té y el café, y en las bebidas cola.

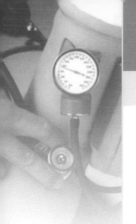

- **Calcio:** su adecuado consumo puede llegar a reducir el riesgo de desarrollar hipertensión arterial. Es importante asegurarnos el aporte de este mineral a través de lácteos, ya sean simples o fortificados.

- **Magnesio:** al igual que el potasio, favorece la dilatación de los vasos. Los alimentos que proveen este mineral son las legumbres, semillas, frutas secas, cereales integrales y vegetales verdes.

Los ejercicios aeróbicos producen dilatación de los vasos sanguíneos y estabilizan los niveles de presión.

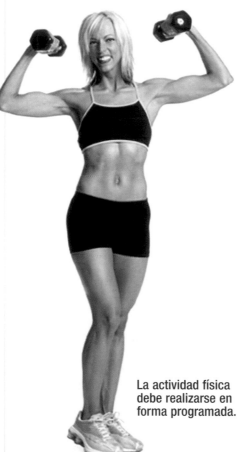

La actividad física debe realizarse en forma programada.

Actividad física y presión arterial

Realizar actividad física en forma programada (3 veces por semana) reduce en 7 mm Hg la presión arterial. Deben realizarse con preferencia ejercicios aeróbicos (bicicleta, natación, caminatas) pues dilatan los vasos y favorecen la disminución de la presión. Por otro lado, la actividad física mejora los niveles de las grasas en sangre, ya que aumenta el colesterol "bueno" (HDL) y baja los triglicéridos y el colesterol "malo" (LDL).

¡Hay que tomar medidas!

Además de la alimentación y el ejercicio, existe una serie de medidas que es posible tomar para enfrentar este trastorno:

- Seguir los consejos del médico.

- Mantener una constancia en la ingesta de la medicación y no abandonarla. Si se logra una presión de 140/90 o menos, significa que los niveles están siendo controlados efectivamente. El abandono del tratamiento hará que la presión vuelva a subir, alcanzando valores similares a los obtenidos al inicio del tratamiento o incluso más altos. Los medicamentos contra la hipertensión deben ser ingeridos en forma crónica.

- No alterar la dosis del fármaco recetado. En caso de percibir alguna molestia o efecto secundario es preciso consultar al médico. Él evaluará la posibilidad de modificar el tratamiento hasta que usted se encuentre bien y su hipertensión esté correctamente controlada.

- Establecer una rutina para no olvidar la ingesta de la medicación. Una buena idea

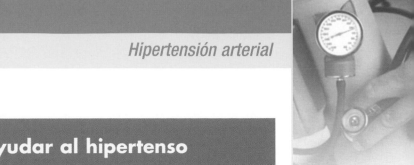

Diez formas de ayudar al hipertenso

La mejor manera que tenemos de ayudar a un hipertenso es apoyarlo en el cumplimiento de las medidas preventivas más importantes. Por eso, si es usted responsable de su nutrición, no olvide:

1. Utilizar menos sal cuando cocine.

2. Observar y controlar el peso corporal dentro de los parámetros normales.

3. Estimular la práctica regular y constante de ejercicio físico, ya que ayuda a mantener el peso óptimo y a descargar tensiones.

4. Supervisar la ingesta de medicamentos. El tratamiento antihipertensivo es crónico y nunca debe abandonarse.

5. Llevar siempre una ficha que contenga los registros diarios de la tensión arterial y el nombre de la medicación recetada.

6. Colaborar en el control del tabaquismo. La nicotina provoca un efecto directo sobre la presión.

7. Existe la opción, cuando la restricción de consumo de sal es mayor, de utilizar una sal potásica o magnésica en lugar de la sal común.

8. Tratar de incorporar a la dieta alimentos naturales ricos en potasio (como por ejemplo bananas).

9. Colaborar en la propia medición de la presión arterial y su seguimiento.

10. Recuerde que la leche y sus derivados (preferentemente con bajo contenido de grasa), pueden aportar la dosis de calcio requerida para una dieta sana.

El aumento en los niveles de colesterol, es decir de las grasas en sangre, incrementa de forma gradual y continua el riesgo vascular del hipertenso.

consiste en asociarla con una acción cotidiana, por ejemplo al despertar.

- Mantener una actitud positiva ante la vida. Es aconsejable ocuparse de las cosas antes que preocuparse por ellas. La preocupación excesiva puede llevar a situaciones estresantes que desemboquen en un aumento de la presión arterial.

- Efectuar controles periódicos de la presión arterial. Acudir a todas las citas programadas por el médico, puesto que a veces es necesario algún cambio en la medicación.

No olvide que su afección no resulta un impedimento para continuar desempeñando sus actividades con total naturalidad. Es necesario que prosiga con su ritmo de vida cotidiano dentro del marco de la normalidad, introduciendo solamente las modificaciones que su médico indique.

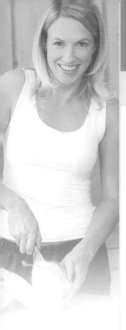

Hipertensión y alimentación

Una de las principales herramientas en el tratamiento del hipertenso es la dieta. Para mejorar los hábitos alimenticios es indispensable contar con información clara sobre aspectos relacionados con la nutrición y la cocina saludable.

El control de la presión está íntimamente relacionado con los nutrientes que se ingieren.

Cambio de vida

En primer lugar, repasaremos los puntos básicos que debemos implementar para cambiar el estilo de vida y los hábitos dietéticos responsables de elevar la presión arterial. Estas medidas pueden, por sí solas, controlar la hipertensión de algunas personas y constituyen el primer escalón del tratamiento. Veamos:

• **La sal excesiva en la dieta** causa retención de líquidos y aumento de la tensión arterial. Para disminuirla, el primer paso es reducir la ingesta de sal total (incluida la contenida en el pan, los caldos concentrados, etc.) hasta una cantidad menor a la de una cucharada al día. Generalmente en las dietas occidentales se consume ocho veces esta cantidad, no sólo en sal de salero, sino también en *snacks*, quesos y embutidos.

Los vegetales aportan vitaminas y ayudan a reducir el peso corporal.

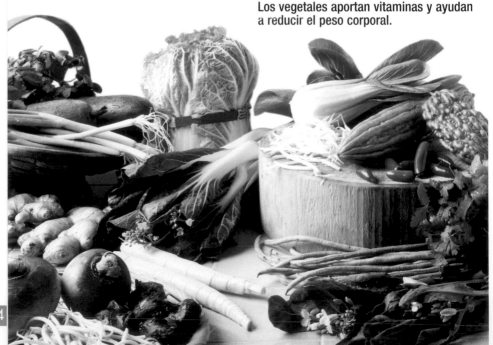

Una dieta baja en grasas y rica en vegetales modifica considerablemente los riesgos de sufrir hipertensión arterial.

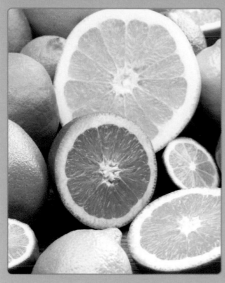

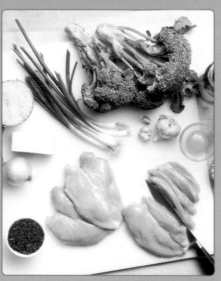

- **El tabaco, el alcohol y las bebidas con cafeína** provocan un efecto de corta duración en el aumento de la tensión arterial, pero no existe evidencia clara de que su uso habitual pueda contribuir a un exceso de tensión. Sin embargo, el consumo de tabaco puede acelerar el proceso de arteriosclerosis en personas que ya tienen hipertensión. Asimismo, el abuso frecuente de alcohol puede contribuir a su desarrollo y agravamiento.

- **El exceso de peso** ocasiona un mayor trabajo cardíaco. La obesidad está asociada en gran medida a la hipertensión arterial. Este cuadro en parte se debe a que los obesos padecen un aumento de la insulina (una hormona encargada de metabolizar el azúcar) provocando un menor flujo de circulación renal. La sostenida reducción de este flujo origina la retención de sales.

- **Cumplir un adecuado programa de ejercicio físico** es ideal para eliminar sales y toxinas mediante la transpiración. Por otra parte, ayuda a estabilizar el ritmo cardíaco y generar una buena circulación.

- **Modificar el contenido graso de la dieta,** un plan bajo en calorías (1200 por día) y de escaso aporte graso puede producir por cada 10 kg de disminución de peso una baja de 10 mm Hg. No obstante consulte con su nutricionista antes de ponerlo en práctica.

- **Aumentar el consumo de potasio y calcio** es una medida saludable y natural, ya que estos minerales son considerados dos de los nutrientes más importantes para combatir los efectos nocivos de la hipertensión.

Cambiar el estilo de vida reduciendo el consumo de tabaco y de alimentos grasos mejora la salud.

25

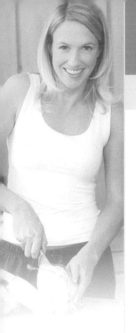

El problema del sodio

El sodio o la sal común es uno de los principales "enemigos" del hipertenso y se encuentra en varios alimentos de consumo diario. Reducir su ingesta es fundamental para controlar los niveles de presión.

Se ha demostrado que ingerir excesivas cantidades de sodio puede influir en el rendimiento del corazón.

Necesidades diarias de sal

La sal es fundamental para mantener el equilibrio en el organismo, ya que cumple importantes funciones tanto en el proceso de digestión de los alimentos como en el metabolismo. No obstante, cabe aclarar que la cantidad necesaria para el organismo es de 2 gramos diarios; cuando se sobrepasan estos niveles, el consumo de sal se torna nocivo. En algunos estudios relativos a este tema se han analizado casos (incluso de personas que padecían hipertensión) en los que la ingesta superaba los 20 gramos diarios. En general, el sodio que se consume no procede solamente de la sal de cocina, sino de muchos alimentos que lo incluyen en su propia composición.

Factores de reducción de la sal

No siempre que se diagnostica hipertensión se recomienda reducir el consumo de sal en su totalidad, ya que existen variaciones de un paciente a otro en lo que se refiere a su restricción. Sucede que no todas las personas modifican sus niveles de presión cuando disminuyen las cifras de sal.

Existen metabolismos que responden favorablemente cuando se reduce el consumo de sodio. A este grupo, formado por el 60% de los casos, se lo denomina "hipertensos sensibles".

Al 40% de los casos restantes se lo conoce como "resistentes a la sal". Para identificar con precisión este problema, es necesario restringir el sodio durante un mes y registrar las variaciones en las cifras de presión. No obstante, sea cual sea el efecto de la reducción sobre las presiones arteriales, conviene restringir al menos moderadamente el consumo de sal.

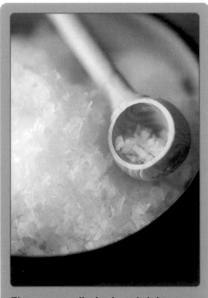

El consumo diario de sal debe ser igual a una cucharadita de té.

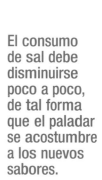

Recomendaciones para consumir la menor cantidad de sodio

- Al cocinar emplee la menor cantidad posible de sal.
- Para aumentar el sabor de las comidas utilice pimienta y otras especias: jugo de limón, hierbas aromáticas, ajo fresco o cebolla.
- El aceite de oliva es más sabroso y evita la necesidad de agregar sal.
- Use productos bajos en sodio.
- Evite las conservas y precocidos ya que estos alimentos requieren para su proceso de elaboración gran cantidad de sodio.
- No abuse de carnes saladas o ahumadas: panceta, jamón y embutidos.
- En restaurantes, elija el menú que más se ajuste a estas recomendaciones. Pida que se lo sirvan sin haber sido condimentado con sal.
- Lea las etiquetas con atención, ya que suelen indicar la cantidad de sodio que contiene cada porción.
- Es importante contar con el apoyo familiar en el intento de llevar una dieta sana. Es posible que también ellos se beneficien.
- Si en su caso particular es imprescindible una mayor restricción del consumo de sal, elimínela totalmente de su dieta. Este mineral puede reemplazarse por sal potásica o magnésica.

El consumo de sal debe disminuirse poco a poco, de tal forma que el paladar se acostumbre a los nuevos sabores.

Otros inconvenientes

El suministro de sal promedio que contienen los alimentos ingeridos a diario es del orden de los 3 a 4 gramos. Es importante aclarar que durante la preparación de las comidas, generalmente se produce un incremento que oscila entre 4 y 8 gramos, sobre todo cuando utilizamos alimentos precocidos, como por ejemplo las masas de pizzas, tartas y pastas; por lo que se puede afirmar que el aporte diario de sal es de una porción cercana a los 10 gramos. Por ejemplo, para alguien de 70 kg de peso la cantidad de sal necesaria es de 2 gramos al día. Sería aconsejable, entonces, moderar en lo posible su consumo, educando el paladar desde la infancia. La ausencia o el exceso de sal no tendrán efecto alguno sobre el apetito, así como tampoco harán disminuir las cantidades de alimento que se ingieran.

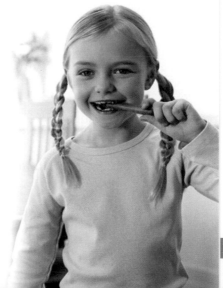

Equivalencias

1. Panceta ahumada.

2. Embutido de origen italiano muy grueso, hecho de carne de cerdo y de vaca con trozos de tocino.

3. Ave, frango.

4. Suela.

5. Cholgas, choros.

6. Pescada.

7. Boga.

8. Langosta.

9. Fritura de forma cilíndrica que se prepara mezclando harina, leche y huevo con pescado, carne, etc.

10. Torta italiana de masa de pan, guarnecida con tomate, queso, jamón y otros ingredientes.

11. Pasta de harina en forma de lámina cuadrada con la que se envuelve un relleno.

12. Queso de vaca oriundo de la región Suiza de Gruyere, de maduración interna y con formación de ojos (agujeros) bien distribuidos.

13. Ricota.

14. Leche cuajada.

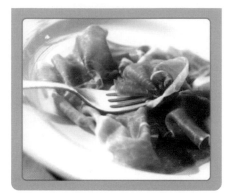

Alimentos que contienen sodio

Muchos alimentos contienen sodio en su estado natural. Algunos en pequeñas cantidades, como la fruta y los vegetales; otros en mayores proporciones, como determinadas carnes (cerdo), vísceras (riñones, hígado), mariscos, etc. Sin embargo, la mayor parte del sodio que ingerimos proviene de los alimentos procesados por el hombre, especialmente ricos en sal.

Alimentos con mayor contenido de sodio

Contenido de sodio por porción comestible de algunos alimentos mg sodio/100 g de alimento:

Embutidos

Jamón serrano	1110
Chorizo	78
Salchichón	1100
Tocino[1]	680
Foiegras	770
Mortadela[2]	980

Carnes

Cerdo	72
Ternera	35
Hígado de ternera	136
Cordero	80
Conejo	43
Gallina	78
Pollo[3]	56
Hígado de pollo	70

Pescados y mariscos

Arenque ahumado	520
Lenguado[4]	150
Mejillón[5]	290
Merluza[6]	89
Congrio	117

Salmón[7]	60
Trucha	70
Rape	89
Langostino[8]	366
Cigala	320
Gamba	366

Alimentos precocidos

Croquetas[9]	480
Pizza[10]	340
Rollitos primavera	575
Sopas de sobre	1300
Canelones[11]	480
Canapés	340
Pescado empanado	468
Buñuelos	480

Lácteos y quesos

Queso de bola	1200
Queso emmental	610
Queso en porciones	850
Queso gruyère[12]	610
Requesón[13]	450
Yogur[14]	64
Leche entera de vaca	40

¿Dónde encontramos el sodio?

El sodio es un elemento esencial. Ayuda al organismo en infinidad de procesos vitales, pero su exceso es nocivo. Conocer los nutrientes que lo contienen en abundancia evita complicaciones.

Una dieta equilibrada

El sodio juega un importante papel en el balance hidroelectrolítico (retención de líquidos) y ácido-base (neutralización de ácidos) de nuestro cuerpo, así como también regula los mecanismos de excitabilidad muscular y nerviosa.

Generalmente, la cantidad de este mineral en los alimentos es relativamente baja. Sin embargo, durante muchos procesos industriales (salazón, enlatado, ahumado, etc.) se les adiciona sal, aumentando extraordinariamente su contenido como

sucede, por ejemplo, en aceitunas, pancetas, embutidos, ahumados, algunas verduras, pescados, mariscos en conserva, mantequillas, margarinas, quesos, panes, etc. Otro de los grandes problemas causados por la ingesta excesiva de sodio se relaciona con la llamada sal discrecional (la agregada a la preparación de los alimentos y durante la comida), complemento que aumenta de forma inadecuada su suministro. Este hábito tiene un profundo arraigo en numerosas culturas occidentales y muchas veces es difícil de controlar.

La sal discrecional es aquella que se agrega al preparar los alimentos y durante la comida.

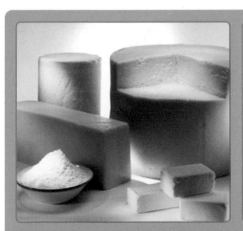
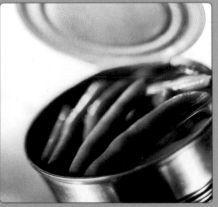

Generalmente, durante el proceso de industrialización se añade sal a los alimentos, es por ello que el hipertenso deberá restringir la ingesta de este tipo de comestibles.

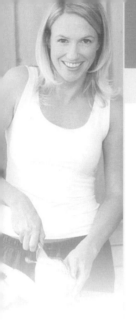

¿Cómo cocinar y condimentar?

Para mejorar el sabor de nuestros platos es importante tener en cuenta las formas de cocción inherentes a cada alimento, ya que debe evitarse, en general, el consumo de sal agregada. Podemos utilizar los métodos de cocción por calor seco, es decir, el horno, la parrilla y la plancha.

Además, contamos con una variedad de condimentos que convierten cualquier menú en una opción deliciosa: albahaca, laurel, clavo de olor, comino, tomillo, orégano, pimienta, pimentón, ají molido, canela, vainilla, estragón, jengibre, ajo, perejil, cebollín, limón, vinagre, coco, semillas de anís, amapola, sésamo, extracto de frutilla, almendra, menta, mostaza en polvo, curry, nuez moscada, páprika, cúrcuma, azafrán, romero, salvia y azúcar.

La sal que se agrega en la elaboración de las comidas puede modificar los niveles de sodio en el cuerpo.

Existe una amplia variedad de condimentos para reemplazar la sal en las comidas.

¿Podemos agregarle sal a las comidas?

Sólo cuando la hipertensión no es muy severa, el médico permite la utilización de cantidades "precisas" de sal (sellos). Puede ser sal común, medida y pesada en una balanza de precisión; sales modificadas que se adquieren en el mercado y contienen menor cantidad de sodio que la común, y sales dietéticas que no presentan sodio en su composición.

1. Sellos de sal común

De venta comercial o de fabricación casera:

- **Natrium:** son pastillas que se venden en las farmacias como medicamento.

- **Blíster de aspirina:** si lo llenamos con sal al ras, cada cavidad equivale a 1 gramo de sal común.

- **Sellos:** se preparan en la farmacia con cantidades netas y constantes de 0,5 a 1 gramo de sal.

2. Sales modificadas

Las sales modificadas son de fabricación comercial (tienen marca) y no todos los países cuentan con las mismas opciones. Puede buscar cuáles son las existentes en el mercado y verificar en el envase la cantidad de sodio que contienen.

3. Sales dietéticas

Ninguna de ellas contiene sodio, pero como se elaboran a base de cloruro de amonio y de potasio, no pueden ser consumidas por personas con problemas renales o hepáticos.

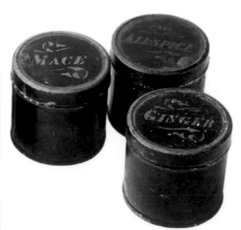

Bondades del potasio y el calcio

El potasio y el calcio ayudan a reducir el exceso constante de sodio que origina el aumento de la presión, actuando como agentes neutralizadores. Estos minerales se hallan presentes en varios grupos de alimentos.

Acerca del potasio

Es esencial para el funcionamiento normal del corazón, porque aumenta su relajación y disminuye su contractilidad. A su vez, favorece la dilatación de los vasos sanguíneos y reduce la presión arterial. Un factor importante para tener en cuenta es que propicia la eliminación de sodio a través de la orina, colaborando con la supresión de un peligroso enemigo. La ingesta elevada de potasio en la dieta protege contra el desarrollo de la hipertensión y mejora su control en pacientes tratados por esta afección.

¿Qué alimentos contienen mayor proporción de potasio?

Muchos o casi todos. Si bien no en la misma proporción, ya que algunos poseen poco y otros presentan cifras importantes, como ocurre con casi todas las frutas. La creencia popular dice que, la banana tiene mayor cantidad de potasio. Sin embargo, hay otras frutas que cuentan con porcentajes más altos, como los dátiles o los tamarindos. Lo cierto es que el plátano resulta de consumo más frecuente debido a su mayor circulación en el mercado.

Equivalencias

1. *Chichoca, chuchoca, orejón, descarozado, melocotón, prisco, pelón.*

2. *Siyambala.*

3. *Piña, abacaxi, piña americana.*

4. *Cambur, guineo, plátano.*

5. *Cojote.*

6. *Fruta tropical, de corteza verde y pulpa sabrosa.*

7. *Pamplemusa, toronja.*

8. *Coquito, pipa.*

9. *Poma.*

Alimentos con alto contenido de potasio

Cantidad de potasio en miligramos por cada 100 gramos de alimento:

Dátiles	790 mg/%	Ciruela[5]	150 mg/%
Durazno[1]	174 mg/%	Kiwi[6]	313 mg/%
Tamarindos[2]	553 mg/%	Pomelo[7]	150 mg/%
Ananá[3]	153 mg/%	Coco[8]	250 mg/%
Banana[4]	400 mg/%	Manzana[9]	116 mg/%

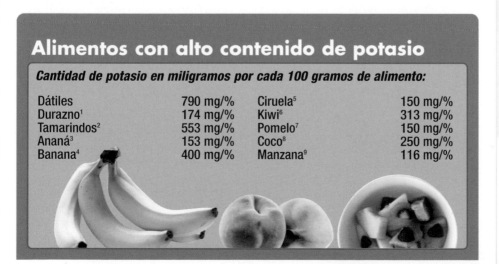

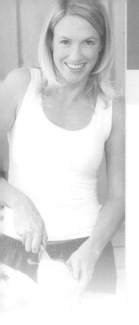

Acerca del calcio

En la mayoría de los estudios se observa que una baja ingesta de calcio está asociada a un predominio de hipertensión y su aumento puede disminuir los valores de presión arterial en algunos pacientes.

Las recomendaciones nutricionales promueven el aumento de la ingestión de calcio como medida preventiva para la hipertensión. Distintos estudios han arrojado interesantes datos sobre los efectos de reducción de la presión arterial después de un enriquecimiento de la dieta con calcio. Sin embargo, todavía no se recomiendan en forma sostenida suplementos diarios para disminuir la tensión arterial.

El potasio contribuye al buen funcionamiento del corazón.

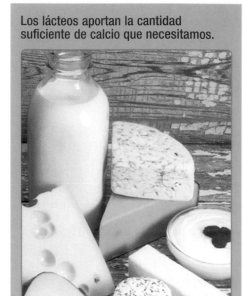

Los lácteos aportan la cantidad suficiente de calcio que necesitamos.

Los yogures deben ser descremados para no aumentar el nivel de grasas.

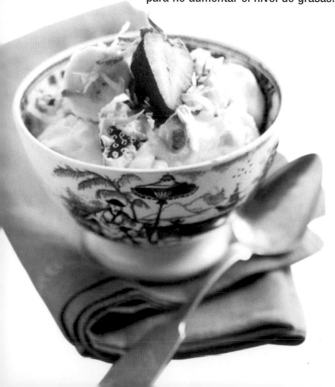

¿Dónde lo encontramos?

Los productos alimenticios más ricos en calcio son la leche y sus derivados (quesos, yogures, etc.), que se deben comer descremados para no aumentar el consumo de grasas.

Algunas consideraciones para tener en cuenta:

- **Un litro de leche** nos aporta 1000 mg de calcio, cantidad suficiente para cubrir las necesidades diarias.

Ingesta diaria de fruta

La cantidad recomendada de fruta por día es de 400 gramos, o de cinco a ocho porciones.

- **Dos yogures** equivalen a un vaso de leche.

- La leche y yogures desnatados **aportan más cantidad de calcio** que los enteros, además de tener menos calorías.

Sustitutos de los lácteos:

- Aquellas personas a quienes no les agrada la leche, deben intentar consumir algún sustituto. En la actualidad existe una gran variedad de productos en el mercado que suelen ser descartados sólo por tratarse de un derivado lácteo.

- Para quienes no pueden consumir estos sustitutos, es importante tener en cuenta que los pescados pequeños, si se comen con las espinas, pueden aportar hasta 2200 mg de calcio cada 100 gramos. Es una costumbre muy sana comer una lata de sardinas o caballa de vez en cuando.

- En los frutos secos también el porcentaje es relativamente alto: 100 gramos de almendras o avellanas limpias suponen 250 mg de calcio; las nueces aportan 100 mg y los maníes o cacahuetes y castañas frescas, 50 mg. Por otra parte, en las verduras y frutas la cantidad es bastante escasa. Las más generosas son las olivas y la acelga, con aproximadamente 100 mg de calcio cada 100 gramos de alimento.

- Al ingerir derivados lácteos se toma, además de calcio, fósforo y magnesio, que contribuyen a que el cuerpo absorba el calcio de una manera más eficiente. Muchas veces se suele enriquecer la leche con vitamina D, para que ayude al organismo a metabolizarlo.

Problemas relacionados con la escasa ingesta de calcio

Las dietas bajas en calcio pueden provocar la desmineralización de los huesos, por lo que en el adulto se produce la osteoporosis y en los niños el retraso del crecimiento. El exceso prolongado de calcio puede generar cálculos renales y pérdida del apetito. De todas maneras, el control que el organismo realiza mediante su eliminación por la orina suele tener un equilibrio adecuado.

Las personas más expuestas a la falta de calcio son: las mujeres que superaron la menopausia, los vegetarianos estrictos, los afectados de celiaquía y los que padecen falta de vitamina D.

El calcio constituye el 99% de la composición de huesos y dientes, y colabora en los mecanismos de coagulación de la sangre.

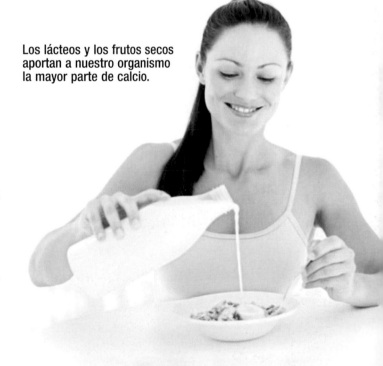

Los lácteos y los frutos secos aportan a nuestro organismo la mayor parte de calcio.

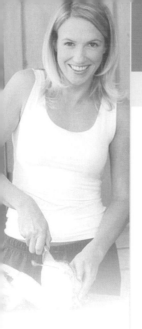

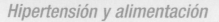
Los efectos del alcohol

Diversos estudios han comprobado que el consumo moderado de alcohol puede favorecer la circulación sanguínea, disminuyendo la hipertensión. No obstante, su abuso puede agravar el cuadro del hipertenso.

Ciertos químicos presentes en el pellejo de las uvas tintas son capaces de reducir hasta un 30% las enfermedades relacionadas con la presión.

¿Qué ocurre con el alcohol y la presión arterial?

Las presiones máxima y mínima se encuentran relacionadas significativamente con la ingesta de alcohol. Se ha comprobado que los niveles de presión arterial son mayores en personas que beben alcohol a diario, a diferencia de las que sólo lo hacen durante los fines de semana. La mayoría de los especialistas afirman que un consumo moderado favorece la circulación y puede disminuir la hipertensión, así como prevenir muchas enfermedades del corazón y del sistema circulatorio.

¿Ayuda beber con moderación?

Se han hecho varios análisis a grupos de bebedores fuertes y moderados, y los resultados obtenidos han sido los siguientes:

- En un estudio realizado a bebedores durante un período de tres semanas se llegó a la conclusión de que una reducción a la mitad en la ingesta diaria de alcohol induce a una menor presión máxima y mínima, con disminuciones de hasta 4,8 mm Hg (milímetros de mercurio) en ambos casos.

- Los mecanismos exactos por lo cuales se explica esta disminución en la presión arterial al consumir alcohol con moderación continúan estudiándose, pero fueron encontrados independientes del peso o el consumo de sal.

- La conclusión de los especialistas sostiene que los bebedores moderados de alcohol (30 ml por día) pueden tener una presión arterial menor que los que beben con mayor frecuencia (más de tres veces al día).

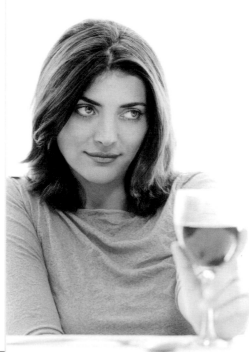

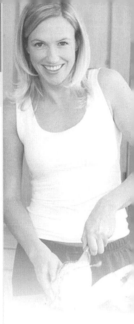

Sabía que...

La razón por la que se aconseja el vino se halla en las propiedades que tienen los polifenoles (químicos) presentes en la vid (en plantas y semillas) junto con otros componentes como los taninos, que permiten disminuir el nivel de colesterol y triglicéridos en la sangre y fluidificarla, impidiendo la aparición de coágulos.

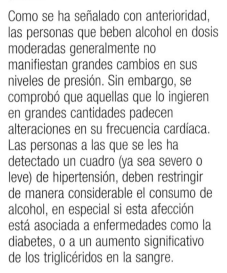

El consumo de alcohol y sus efectos en los niveles de presión

Se considera que el vino, si no se lo bebe en exceso (más de tres copas por día), provoca efectos favorables en el organismo, contribuyendo principalmente a mejorar la circulación. No obstante, no se suele aconsejar la ingesta de alcohol a las personas que padecen hipertensión, o bien se les aconseja moderar su consumo, ya que esta sustancia hace variar los niveles de presión. Se estima que la ingesta de 375 ml en el varón y 185 ml en la mujer

Equivalencias

Se estima que una unidad de alcohol equivale a 8 gramos de alcohol, que es lo que contiene un vaso de 100 ml de vino o un vaso de 200 ml de cerveza.

no sólo no produce aumento de la presión arterial sino, por el contrario, contribuye a disminuirla.

Exceso de alcohol en la ingesta diaria

Como se ha señalado con anterioridad, las personas que beben alcohol en dosis moderadas generalmente no manifiestan grandes cambios en sus niveles de presión. Sin embargo, se comprobó que aquellas que lo ingieren en grandes cantidades padecen alteraciones en su frecuencia cardíaca. Las personas a las que se les ha detectado un cuadro (ya sea severo o leve) de hipertensión, deben restringir de manera considerable el consumo de alcohol, en especial si esta afección está asociada a enfermedades como la diabetes, o a un aumento significativo de los triglicéridos en la sangre.

El control de la ingesta diaria de alcohol

La única manera de saber a ciencia cierta la cantidad de alcohol que se bebe es anotando rigurosamente durante una semana todas las cantidades ingeridas. No se considera válido el cálculo realizado durante un día aislado, ya que con frecuencia se tiende a ingerir mayor cantidad de alcohol durante el fin de semana. La cifra obtenida brindará un promedio exacto con el cual poder efectuar un pronóstico. Es importante no especular con las cantidades, ya que de esta manera no se estaría aportando datos precisos para una evaluación.

Los triglicéridos son, junto con el colesterol, uno de los dos grandes tipos de grasas que incorporamos con los alimentos.

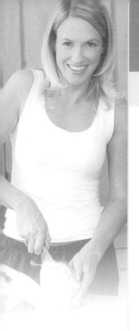

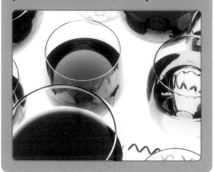

Las personas que consumen alcohol en exceso cuentan con mayores probabilidades de sufrir hipertensión.

Se considera excesivo consumo de alcohol:

- Más de 40 gramos/día (5 unidades) ó 280 gramos a la semana en el hombre.

- Más de 24 gramos/día (3 unidades) ó 168 gramos a la semana en la mujer.

El abuso en el consumo de alcohol favorece los problemas hepáticos, hipertensión, arritmias y enfermedades cardíacas. Asimismo, puede elevar el riesgo de padecer otras afecciones, como el cáncer.

Los antioxidantes que se encuentran en el vino pueden proteger contra la formación de ateromas.

Contenido de alcohol en las bebidas más comunes

Tipo	Contenido de alcohol (g)	Volumen de una consumición (g/un vaso)	Cantidad de alcohol
Vinos blancos	11-13,5°	270 ml	25,5-28,8
Rosado	11,5-12°	270 ml	24,5-25,6
Tinto	10,9-16°	270 ml	23,2-34
Oporto, cócteles, jerez, vermut, etc.	15-16°	110 ml	13,2-14,1
Cavas	11,8°	120 ml	11,3
Licores, ron	40-54°	70 ml	22,4-30,2
Ginebra	40-51°	70 ml	22,4-22,9
Vodka	50°	70 ml	28
Whisky	40-43°	100 ml	32-34,4
Coñac	34-40°	60 ml	17,8-19,2
Cerveza	5-7,4°	300 ml	11,8-17

Los efectos del tabaco

El tabaco completa el círculo de hábitos perjudiciales por su influencia en el aumento de la presión. Dejar de fumar es una de las primeras medidas que deben tomar los hipertensos.

El tabaco y la presión

La presión arterial de los fumadores es generalmente superior a la que ostentan las personas que no fuman. Si bien no están claramente definidos los efectos precisos del tabaco sobre la presión, se sabe que el tratamiento antihipertensivo en los pacientes que fuman es menos eficaz. Además, los riesgos que trae aparejado el consumo de tabaco aumentan de manera superlativa las posibilidades de contraer otras enfermedades. Dejar de fumar (particularmente si se padece hipertensión), es una de las medidas más inteligentes que se pueden tomar para proteger la salud.

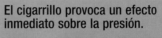

El cigarrillo provoca un efecto inmediato sobre la presión.

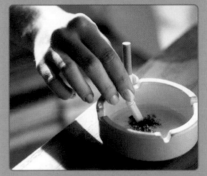

La nicotina es un vasoconstrictor, es decir que disminuye el grosor de las arterias y los vasos coronarios.

Daños a la salud

Quizás por su condición de venta libre, a veces nos olvidamos de que el tabaco es una droga. Alrededor de treinta de sus componentes son posibles causantes de cáncer. Además, contiene una gran cantidad de sustancias oxidantes que aceleran el envejecimiento y provocan irritación de ojos y nariz. Otro de sus impactos sobre nuestra salud está íntimamente relacionado con dos de sus principales componentes: la nicotina y el alquitrán. Estas dos sustancias manchan las arterias, generan monóxido de carbono y, sobre todo, estimulan zonas específicas del cerebro que generan adicción.

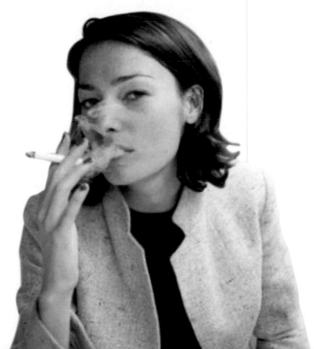

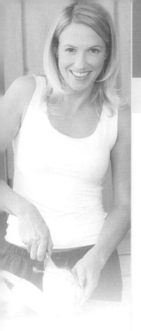

¿Qué pasa cuando dejamos de fumar?

- **Aumenta la ansiedad:** se trata de una sensación que desaparece con el tiempo. El tabaco no posee efectos relajantes sino todo lo contrario.

- **Aumenta el peso:** esto puede evitarse consumiendo caramelos o chicles sin azúcar y dedicando más tiempo al ejercicio físico, que además ayudará a combatir el deseo de fumar.

- **Surge un irreprimible deseo de fumar:** hay que contrarrestarlo pensando en las ventajas de no

Veinte minutos después de haber apagado el último cigarrillo el organismo recupera su presión normal.

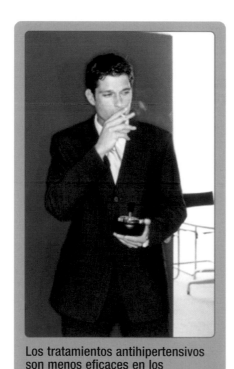

Los tratamientos antihipertensivos son menos eficaces en los pacientes que fuman.

Tabaquismo

Consulte a su médico sobre la posibilidad de contactar con unidades específicas antitabaco dentro de su área específica de salud.

fumar. Beber un vaso de agua, respirar profunda y relajadamente, masticar un chicle sin azúcar, o salir a correr son algunas de las alternativas posibles para resistirse a este impulso.

- **Deseos de abandonar:** no se defraude. Dejar de fumar es un compromiso de uno consigo mismo. No use, sin indicación de un experto, chicles, medicación o parches de nicotina. Su utilización debe ser estrictamente controlada en pacientes afectados por la hipertensión arterial.

Otros beneficios de dejar de fumar

- Se sufren menos catarros y molestias de garganta.

- Disminuye el riesgo de padecer trombosis y embolias cerebrales por acumulación de grasas en los vasos sanguíneos.

- Baja el riesgo de embolia o infartos si se toman anticonceptivos.

- Durante el embarazo se evitarán riesgos de enfermedades graves para el bebé.

- Se ahorra una cantidad considerable de dinero.

Con el paso del tiempo

Si deja de fumar, notará los beneficios pasados pocos minutos.
Veamos qué sucede:

- 20 minutos después de fumar el último cigarrillo: el valor de la presión arterial y de la frecuencia cardíaca vuelven a ser los de antes de haber fumado. La temperatura de las manos y de los pies aumenta hasta normalizarse.
- Pasadas 8 horas: se normalizan los niveles de monóxido de carbono y oxígeno en sangre.
- Luego de 24 horas: se reduce el riesgo de padecer un ataque al corazón.
- A las 48 horas: aumentan los sentidos del gusto y olfato.
- 72 horas después: mejora la función respiratoria. Se relajan los bronquios, aumenta la capacidad pulmonar, disminuyen la tos, la congestión nasal, y el ahogo. Aumenta la sensación general de bienestar.
- Pasados de 1 a 3 meses: se acrecienta la capacidad física y disminuye el cansancio.
- Pasados de 1 a 9 meses: rebrotan los cilios bronquiales, lo que hace que mejore el drenaje bronquial y que se reduzca el riesgo de sufrir infecciones pulmonares.
- Pasados 5 años: se iguala el riesgo de padecer infarto de miocardio y otras enfermedades cardiovasculares con respecto a los no fumadores. La tasa media de muerte por cáncer de pulmón disminuye de 137 por 100.000 personas a 72 por 100.000 personas.
- Pasados 10 años sin fumar: la tasa media de muerte por cáncer de pulmón disminuye a 12 por 100.000 personas. Casi la misma de los no fumadores. Disminuye el riesgo de padecer otros tipos de cáncer: de boca, de esófago, de laringe, de vejiga, de riñón y de páncreas.

Dejar de fumar reduce notablemente los riesgos de padecer enfermedades cardíacas.

- Disminuye el riesgo de sufrir accidentes de tránsito a causa de distracciones.

- Desaparece el mal aliento. Mejora la hidratación de la piel, disminuyen las arrugas y desaparece el color amarillento en manos y uñas.

- Ofrecerá un buen ejemplo a su entorno.

- Se amplía la capacidad respiratoria.

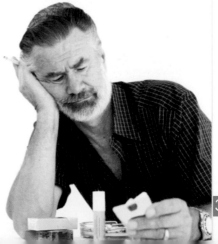

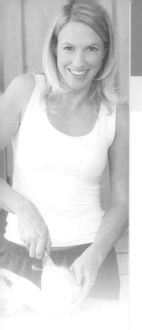

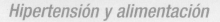

Obesidad e hipertensión

En muchos casos la obesidad suele estar relacionada con un alto nivel de colesterol, arteriosclerosis e hipertensión. La combinación de estos cuadros puede acrecentar el riesgo cardíaco.

Acerca de la obesidad

Una persona es obesa cuando tiene un exceso de tejido adiposo que le origina un aumento de peso corporal.

La obesidad es una alteración metabólica crónica, por ello debe tratarse como a una enfermedad. Los mecanismos íntimos que la producen no han sido totalmente esclarecidos. ¿Por qué comiendo lo mismo unas personas suben de peso y otras no? Lo demostrado es que cuando no existe una relación equilibrada entre los alimentos ingeridos y la energía consumida, el exceso se acumula en forma de grasa. A este tipo de obesidad pertenece el 99% de los afectados. El pequeño porcentaje restante (aproximadamente el 1%) generalmente padece algún tipo de enfermedad como por ejemplo hipotiroidismo o Síndrome de Cushing.

Una mala relación

La relación entre obesidad y presión arterial alta es frecuente. Los tratamientos antihipertensivos generalmente incluyen un estricto plan dietario que contempla la reducción de masa adiposa. Lo que sucede es que las personas que están excedidas de peso hacen trabajar demasiado a su corazón, debido a que necesitan alimentar una gran masa muscular. Entonces, la pérdida de peso (aunque no se alcance el ideal) es beneficiosa para reducir los niveles de presión y, además, para:

- Obtener mejores respuestas al tratamiento famacológico antihipertensivo.

- Mejorar los niveles de azúcar en la sangre.

- Regular los valores de colesterol y ácido úrico.

- Mejorar considerablemente la respiración.

- Aminorar el trabajo de las articulaciones.

- Disminuir ostensiblemente el riesgo cardíaco.

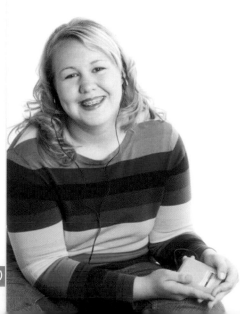

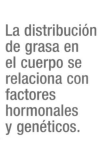

Clasificación del nivel de grasa en el cuerpo según el IMC (Índice de Masa Corporal):

Peso insuficiente	<18.5	Obesidad de tipo I	30-34.9
Normopeso	18.5-24.9	Obesidad de tipo II	35-39.9
Sobrepeso grado I	25-26.9	Obesidad de tipo III (mórbida)	40-49.9
Sobrepeso grado II (preobesidad)	27-29.9	Obesidad de tipo IV (extrema)	>50

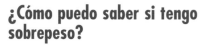

¿Cómo puedo saber si tengo sobrepeso?

Quienes desean saber si padecen obesidad o el grado en que se presenta la misma deben conocer el Índice de Masa Corporal (IMC, BMI o Índice de Quetelet). Esta cifra resulta de dividir el peso (en kg) por el cuadrado de la altura (en metros):

$$IMC = peso\ (kg)\ /\ altura^2\ (m)$$

Distribución de la grasa corporal

La distribución de los lípidos en general depende de factores genéticos y hormonales. Este es un punto importante a tener en cuenta ya que de ello se desprende la variación en el pronóstico de las afecciones que se puedan tener. Por ejemplo:

- Si la distribución de las grasas se encuentra asociada con el patrón masculino tipo manzana (la acumulación de grasas se presenta en tronco y abdomen), existe la posibilidad de padecer anomalías metabólicas como diabetes, hipertensión, aumento de las grasas en sangre (colesterol y triglicéridos) y enfermedades cardiovasculares.

- La distribución ginoide (tipo pera) se encuentra asociada con el patrón femenino. Presenta acumulación de grasas en la cadera, muslos y nalgas. En este caso existen probabilidades de padecer problemas relacionados con las articulaciones.

Si bien las características físicas mencionadas no siempre tienen una relación estrecha con estas patologías, es importante saber cuál es su tendencia para poder prevenir futuras complicaciones.

La distribución de grasa en el cuerpo se relaciona con factores hormonales y genéticos.

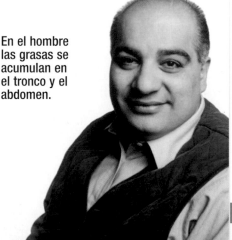

En el hombre las grasas se acumulan en el tronco y el abdomen.

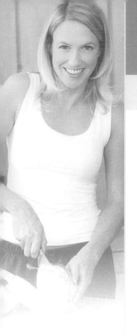

Nutrición para el obeso hipertenso

Una dieta baja en calorías ayudará notablemente al obeso hipertenso a mantener en regla sus niveles normales de presión arterial. Aquí les ofrecemos algunos consejos nutricionales.

¿Qué tipo de dieta es necesaria?

Las dietas hipocalóricas privilegian los alimentos naturales poco elaborados. Las frutas y verduras son la prioridad.

Una dieta hipocalórica no sólo es importante en pacientes hipertensos, sino también en aquellos que sufren algunas afecciones derivadas del exceso de peso y la ingesta de grasas perjudiciales para el organismo (por ejemplo la aterosclerosis y las enfermedades cardiovasculares). Como primera medida, una dieta de estas características debe ser:

Atención:

Según recientes estudios, la obesidad infantil es la primera causa de hipertensión en adultos jóvenes. El tiempo promedio en el que un adolescente obeso tarda en desarrollar hipertensión suele ser de unos diez años. Éste es el medidor más importante para la población adolescente. Los niños obesos e hipertensos presentan factores cardiovasculares de riesgo en forma muy precoz.

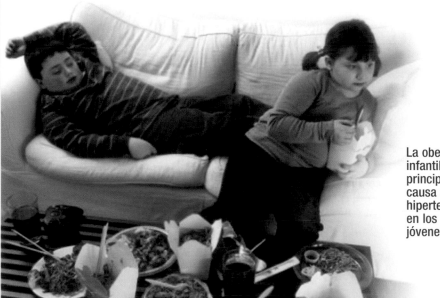

La obesidad infantil es la principal causa de hipertensión en los adultos jóvenes.

Algunos consejos culinarios...

para aumentar el contenido de fibra en la dieta:

- Coma más pan integral o pan blanco de alto contenido en fibra.

- Cambie a cereales de tipo integral, por ejemplo, arroz y trigo integral.

- Las pastas y harinas integrales también tienen un alto contenido en fibras.

- Tome más alimentos leguminosos: guisantes, judías y lentejas en sopas, potajes y caldos. Tienen una gran cantidad de proteínas, así como fibra.

- No quite la piel de la fruta o vegetales.

- **Variada** y adaptable a los gustos individuales para evitar la monotonía.

- **Pactada** previamente con su médico o nutricionista.

- Por supuesto, de **bajo contenido calórico** (900, 1200, 1500, 1800 calorías) según el grado de obesidad, sexo y actividad que realice cada individuo.

- **Equilibrada,** es decir que contenga todos los nutrientes básicos de los alimentos (carbohidratos, proteínas, grasas, minerales, vitaminas y fibras) en las proporciones adecuadas.

El aporte de grasas aconsejadas debe ser escaso, no más del 30% de la energía total de la dieta, repartida de la siguiente forma:

- 10% grasa de origen animal (carnes rojas).

- 10% grasa poliinsaturada (vegetales y pescado).

- 10% aceites monoinsaturados (aceites de oliva, canola, soja).

Las proteínas (huevos, lácteos) deben aportar el 15% de calorías; los hidratos de carbono, entre el 50 y el 60%, fundamentalmente del tipo que llamamos complejos (cereales, papas y legumbres).

Lo aconsejable en una dieta hipocalórica es comer cinco veces al día, intercalando pequeños suplementos entre cada comida.

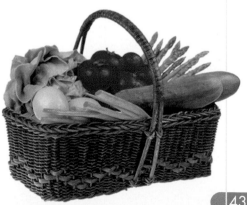

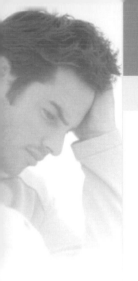

Hipertensión y grupos de riesgo

Dentro de la población hipertensa los grupos de riesgo son aquellos que, debido a sus características especiales, tienen posibilidad de sufrir una hipertensión arterial agravada.

Hipertensión y enfermedades

La hipertrofia ventricular izquierda es la rigidez en las paredes del ventrículo izquierdo, que impide al corazón bombear sangre con normalidad.

Existe una serie de enfermedades y afecciones que agravan los casos de hipertensión. Las más comunes afectan a:

• Pacientes con Hipertrofia Ventricular Izquierda (HVI): esta enfermedad representa el mayor factor de riesgo independiente de mortalidad cardiovascular en la población hipertensa. Se asocia a la aparición de infarto agudo del miocardio y muerte súbita. En estos casos se recetan drogas que favorecen su disminución.

• Pacientes con enfermedad arterial coronaria: esta patología está causada casi siempre por la disminución del flujo sanguíneo en las arterias coronarias y, a su vez, se presenta en la mayoría de los casos con aterosclerosis. Estos pacientes tienen un elevado riesgo de morbilidad y mortalidad cardiovascular. Es imprescindible lograr niveles normales de presión arterial, que se obtienen gracias a la prescripción de la medicación adecuada.

• Pacientes con Enfermedad Pulmonar Obstructiva Crónica (EPOC): es la enfermedad que conocemos comúnmente como asma. La hipertensión en estos casos aparece por el uso de las drogas

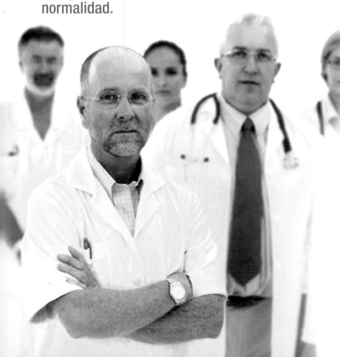

Factores externos...

Las mujeres que consumen anticonceptivos orales y los pacientes que deben enfrentar una cirugía también se encuentran dentro del grupo de riesgo especial de hipertensos.

Las personas incluidas dentro de los grupos de riesgo deben extremar los controles médicos, efectuándolos periódicamente.

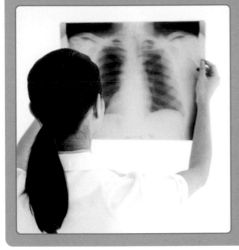

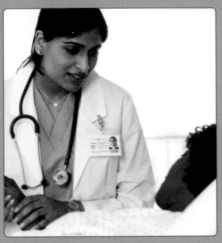

que se prescriben a pacientes con esta afección. Para contrarrestarla, se emplean ciertas drogas hipotensoras (fármacos que contribuyen a reducir la hipertensión, y que se recetan en caso de enfermedades crónicas).

- Pacientes con enfermedad cerebrovascular o *ictus*: es la complicación cardiovascular más frecuente en el paciente hipertenso, especialmente en personas ancianas con hipertensión sistólica o máxima. Se trata con medicamentos de acuerdo con cada caso en particular.

- Pacientes con insuficiencia renal: es la incapacidad de los riñones para filtrar la orina. Una insuficiencia renal ocasiona alteraciones en la mayoría de los órganos del cuerpo y particularmente un envenenamiento de la sangre llamado uremia, provocado por acumulación de productos nitrogenados de la urea (la urea es el resultado final del metabolismo de

las proteínas, se forma en el hígado a partir de la destrucción de las proteínas) que deberían haber sido expulsados a través de la orina.

- Pacientes con colesterol elevado, embarazadas, ancianos y diabéticos: son los grupos que, en la práctica diaria, tienen mayor tendencia a sufrir hipertensión.

Se llama *ictus* a la interrupción brusca del flujo sanguíneo en una porción del cerebro por la obstrucción de una arteria debido a la formación de un coágulo, o por su ruptura con hemorragia.

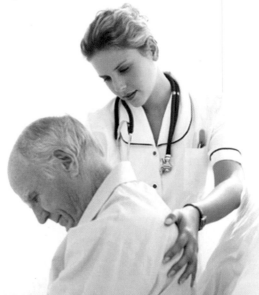

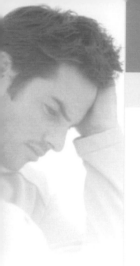

Colesterol e hipertensión

La conjunción entre hipertensión y colesterol eleva considerablemente el riesgo cardíaco. Al presentarse juntas en un mismo sujeto, estas afecciones se potencian de modo exponencial.

¿Cómo nos afecta el colesterol?

El colesterol cumple un papel fundamental en el funcionamiento de casi todos los tejidos.

El colesterol es una clase de grasa, presente en las células de nuestro cuerpo y en los alimentos de origen animal que consumimos. El colesterol que ingerimos es metabolizado o transformado en el hígado donde se asocia a otras grasas para formar más colesterol. El colesterol llamado "malo" (LDL), viaja desde el hígado hacia los demás tejidos y las arterias, y comienza a acumularse en sus paredes formando las placas de ateroma (placas de grasa que se han endurecido) aumentando el riesgo de padecer enfermedades coronarias. Por el contrario, el llamado colesterol "bueno" (HDL) viaja desde los tejidos hacia el hígado y arrastra el depósito de colesterol "malo" que se adhiere a las arterias, evitando la formación de estas placas y disminuyendo el riesgo de sufrir problemas coronarios.

¿Y los triglicéridos?

Los triglicéridos constituyen la mayoría de los depósitos de grasas que se encuentran dentro de nuestro cuerpo y en ellos está presente la energía con la cual funciona. Ingresan a nuestro

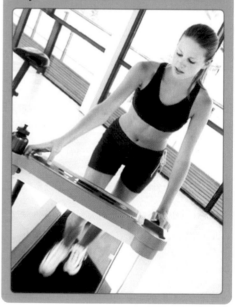

Cuando se reducen los niveles de grasa en sangre se metabolizan mejor los alimentos.

organismo formando parte de los alimentos. Por eso, según sea el tipo de dieta que realicemos, podemos mantener los niveles de triglicéridos en sangre o, en su defecto, aumentarlos hasta el punto de llegar a una hipertrigliceridemia. Muchas veces, estos lípidos se acumulan en el hígado, lo cual a largo plazo se considera patológico porque puede generar una fibrosis y el consiguiente deterioro de la función hepática.

Aterosclerosis

La aterosclerosis aparece como consecuencia de la acumulación de colesterol "malo" (LDL) en las arterias. Éstas se ensanchan y se endurecen, y a medida que el colesterol las va tapando, la sangre no puede circular libremente.

Relación entre hipertensión y colesterol alto

Cuando existe una elevación de los lípidos en sangre unida a la hipertensión, el riesgo de padecer enfermedades cardiovasculares es mucho mayor. Ambas condiciones deben ser tratadas intensivamente. El cambio en el estilo de vida resulta fundamental para atacar las dos afecciones. Mantenerse en el peso ideal mediante la dieta y el ejercicio es de suma importancia.

En la población hipertensa existe una tendencia a presentar niveles más elevados de colesterol total, colesterol LDL (colesterol "malo") y triglicéridos, y menores de colesterol HDL (colesterol "bueno") que la población con cifras normales de presión arterial. Todos los hipertensos deben hacerse una dosificación de colesterol, y si es posible de HDL y triglicéridos.

Niveles deseables de colesterol en la sangre

Es importante considerar que, como sucede con los niveles de presión arterial, no existe una cifra a partir de la cual el riesgo coronario asociado a los niveles de colesterol desaparezca. La única manera de controlar este riesgo es tomando las medidas necesarias.

El riesgo es gradual y continuo, es decir, a menor cantidad de colesterol en la sangre, menor riesgo de sufrir trastornos coronarios. En la práctica, los niveles deseados van a depender de la existencia o no de otros factores de riesgo asociados. En general, pueden considerarse como cifras muy deseables:

- Colesterol total: menos de 200 mg/dl.

- Triglicéridos: menos de 200 mg/dl.

- Colesterol LDL o "malo": menos de 150 mg/dl.

El exceso de triglicéridos puede ocasionar una fibrosis o inflamación de los tejidos que forman el hígado.

Llevar una dieta sana es imprescindible para quienes padecen hipertensión y colesterol.

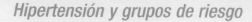

Recomendaciones para hipertensos con LDL alto

Independientemente de los niveles de colesterol (aunque se esté tomando medicación) y de presión arterial que se tengan, hay que respetar algunas pautas si se quiere mantener una buena salud. Por ejemplo:

- Controlar diariamente el peso.

- Practicar ejercicio físico.

- Regular el consumo de alcohol.

- Disminuir paulatinamente la ingesta de sal (5 g/día).

- Suprimir el tabaco (por su importante papel como factor de riesgo cardiovascular).

El hipertenso que tenga un alto nivel de colesterol, deberá controlar su peso.

Los hipertensos suelen presentar niveles más elevados de colesterol total.

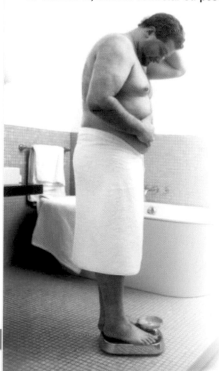

Algunos sanos consejos alimenticios

para disminuir el colesterol en su dieta:

- Para la preparación de ciertas comidas abundantes en huevo (como los empanados) se puede agregar jugo de limón. Este nutriente neutraliza (aunque parcialmente) los efectos del huevo.

- Utilizar sólo la clara del huevo para hacer tortillas y suplantar la yema (abundante en colesterol) con colorante para obtener el color deseado.

- Para hacer mayonesa, es recomendable usar yogur en vez de huevo: batir el yogur con jugo de limón y agregar luego un poco de aceite hasta conseguir la consistencia deseada.

- Privilegiar el consumo de alimentos ricos en calcio, potasio y fibra.

- Evitar el estrés, practicando técnicas de relajación.

- Moderar el consumo de chocolate, piel de pollo, carne de cordero y de cerdo.

Y si además tiene el colesterol alto:

Con excepción de la restricción de sal, la mayoría de las medidas que se requieren para reducir la hipertensión coinciden con las recomendaciones principales para atenuar los niveles de colesterol que están por encima de los considerados normales.

Los cuidados alimenticios fuera de casa

En los lugares donde se preparan comidas (bares, restaurantes), no siempre se respetan los pedidos específicos (y necesarios) en una dieta antihipertensiva. Entonces:

- Recuerde que los alimentos asados, cocidos al horno o al vapor, son mucho más sanos. Pídalos preferentemente sin salsas.
- Suprima las salchichas, el paté, la carne de pato, el tocino (panceta) y los fiambres en general. Evite el consumo de carnes rojas.
- Cumpla exactamente con todos los horarios de las comidas, especialmente el desayuno, ya que es la única fuente de energía durante la mañana.
- Si sus niveles de presión son muy altos, evite por completo cualquier tipo de pescado ahumado, pues en su preparación se utiliza una gran cantidad de sal. Elija preferentemente pescados azules.
- La cantidad de huevos que ingiera por semana no debe ser superior a dos.
- A la hora de elegir un buen acompañamiento para sus comidas prefiera las verduras, cereales, vegetales o las pastas.
- Para el postre pida fruta de estación.
- En cuanto a los helados, los mejores son los frutales y de agua.
- La grasa vegetal parcialmente hidrogenada (presente en el pan de molde y las margarinas) produce un aumento considerable de colesterol malo.
- En los restaurantes lea el menú cuidadosamente y pregunte cómo están preparados los platos.
- Para el café (o cualquier infusión) utilice leche descremada. Los derivados lácteos deben ser siempre descremados.
- Controle la cantidad de comida que ingiere; las porciones deben ser parecidas a las consumidas en su casa.
- El alcohol posee gran cantidad de calorías y aporta escasos nutrientes.
- Si lo que va a comer es un bocadillo, procure que sea del grupo de los pescados azules (atún, caballa, boquerones, sardinas, etc.).
- Evite las frituras.
- No se recomienda la manteca como aderezo.
- Los productos industriales que contienen aceite de palma o de coco en general poseen gran cantidad de grasa.

Es importante saber interpretar la información nutricional que se adjunta a los productos envasados.

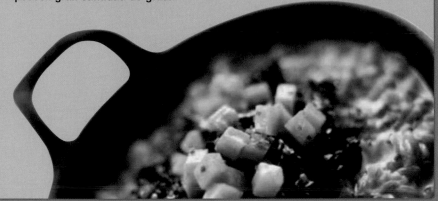

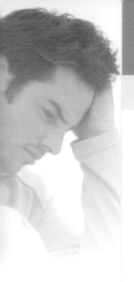

Cómo manejar el estrés

Las situaciones de estrés provocan la liberación de hormonas que aceleran el ritmo cardíaco, aumentan el colesterol y elevan la presión arterial. Distintas técnicas y ejercicios de relajación pueden servir para aliviar la sintomatología que surge tras un episodio estresante.

¿Puede el estrés ser causa de hipertensión?

El estrés provoca la disminución del calibre de los vasos sanguíneos y aumenta la posibilidad de formación de coágulos en las arterias del corazón.

El estrés puede desempeñar un papel importante en el desarrollo y mantenimiento de la hipertensión arterial. Estos factores psicológicos se suman a otros como por ejemplo el tabaquismo, alcoholismo, dietas con excesivo colesterol o ingesta de sal.

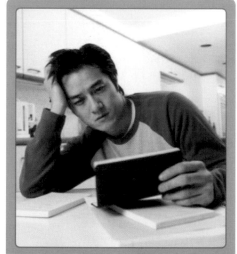

¿El estrés conduce siempre a un cuadro de hipertensión?

Los estudios más importantes sobre este trastorno han reflejado que los sobrevivientes a catástrofes naturales o bélicas muestran niveles elevados de presión arterial durante semanas o meses después de la tragedia. A medida que el trauma comienza a desaparecer, los valores vuelven a sus marcas habituales. Sin embargo, al día de hoy, no se puede confirmar que las reacciones causantes del estrés en situaciones puntuales permitan predecir el desarrollo futuro de la hipertensión. Las diferencias individuales son importantes y entre ellas, las derivadas de un funcionamiento exagerado del sistema nervioso central y de la presencia o no de antecedentes familiares de hipertensión arterial.

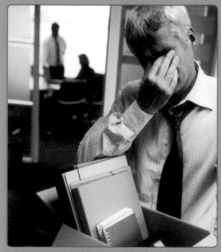

Las preocupaciones y los problemas influyen sobre nuestra salud.

Técnicas de relajación y control del estrés para disminuir los niveles de hipertensión

La relajación es una técnica de autocontrol del sistema nervioso que puede ser utilizada como una efectiva ayuda en el control de la hipertensión arterial. Los individuos pueden relajarse voluntariamente en distintas situaciones de su vida personal o profesional, lo cual favorece una disminución de la presión arterial gracias a la atenuación del funcionamiento del sistema nervioso autónomo (receptores en la médula espinal que controlan las tareas de ciertos órganos como el corazón y los músculos).

Formas de sobreponerse al estrés

El estrés juega un rol importante en el "desgaste" de las arterias coronarias, junto con el exceso de colesterol. Por ese motivo es recomendable realizar ejercicios de relajación y todas aquellas actividades que nos ayuden a superar los conflictos personales. Aquí le proponemos algunos ejemplos:

- Adoptar algún tipo de hobby o afición para salir del estado de desinterés total que en general se relaciona con situaciones de elevado estrés personal.

- Evitar "esconderse de uno mismo" buscando relaciones sociales con otras personas o participando en grupos de conversación que puedan tener dificultades similares. Un buen vínculo familiar es muy importante para afrontar el problema. La charla con amigos ayuda a relajar los niveles de nerviosismo. Las personas que no se relacionan tienden a acrecentar sus fobias nerviosas.

Una excesiva irrigación sanguínea en el organismo es consecuencia directa del estrés.

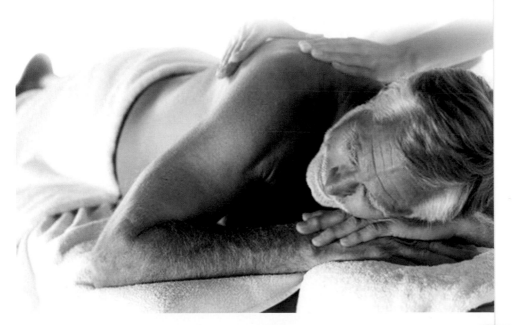

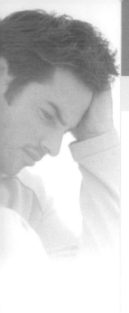

- Realizar algún ejercicio físico acorde con nuestras posibilidades es una forma de liberar serotonina y ayudarnos a sentirnos mejor.

- Adoptar una actitud diferente con respecto al estilo de vida anterior. A veces la falta de proyectos, el fracaso personal, problemas de dinero, desencadenan agudas crisis de estrés. Cuando esto sucede es importante considerar la existencia de otros motivos que pueden darnos felicidad y paz.

El estrés obliga a nuestro organismo a trabajar de más.

- Los masajes o los baños de plantas relajantes en agua tibia resultan ocasionalmente muy útiles para distender el cuerpo tensionado por una situación de estrés.

- Practicar algún método de terapia alternativa como masajes, ejercicios respiratorios, cintas de relajación, etc., puede servir no solamente para relajar nuestro cuerpo, sino para dirigir nuestra mente hacia

Sabía que...

Ante una situación de estrés se producen cambios químicos en el sistema cardiovascular. Entre ellos se encuentra el aumento de la frecuencia cardíaca y la constricción de las principales arterias, lo que provoca un inevitable aumento de la presión arterial.

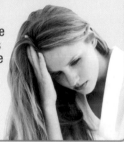

pensamientos más positivos, desviándola de las preocupaciones o del estrés que muchas veces nos impide dormir.

- Una alimentación rica en componentes naturales, sobre todo con propiedades antioxidantes, o que contenga vitamina B o magnesio puede contribuir a superar el estrés.

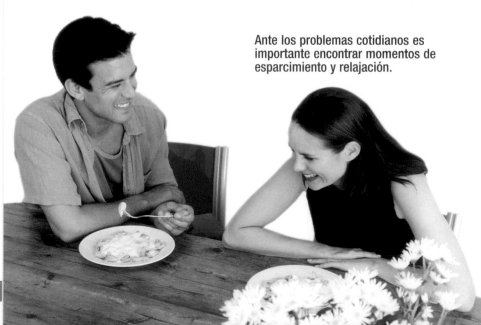

Ante los problemas cotidianos es importante encontrar momentos de esparcimiento y relajación.

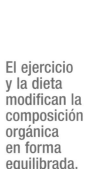

Importancia del ejercicio físico

La actividad física es un elemento indispensable para el control de la presión arterial. La práctica regular de ejercicio también permite lograr una mejora efectiva en el tratamiento de la obesidad y el colesterol, dos afecciones íntimamente relacionadas con la hipertensión.

Mejora el rendimiento cardíaco

El ejercicio físico provoca marcados descensos en las posibilidades de padecer enfermedades coronarias. Impide además que se acumulen grandes cantidades de grasa en las arterias. Por otra parte, incide sobre:

- Fundamentalmente la alimentación. En el caso de las personas delgadas no produce mayor apetito sino, por el contrario, provoca un ligero rechazo de los alimentos con mayor contenido de grasa. Sin embargo, el ejercicio de fuerza (el que se realiza sobre todo en los gimnasios) suele aumentar el peso por el incremento de la masa muscular.

- El nivel corporal de lípidos: el ejercicio eleva el colesterol bueno (HDL) y disminuye el malo (LDL).

Estabiliza el sistema nervioso

Las personas que practican deportes tienen mejor humor y tienen menores posibilidades de padecer estrés:

- Cuando se sufre de trastornos de ansiedad, el ejercicio puede ser un gran aliado para combatirlos. Esta actividad eleva los niveles de betaendorfina (un tipo de hormona que se elabora en el cerebro) y provoca una sensación de bienestar. Muchos psiquiatras lo recomiendan para tratar depresiones leves debido a sus efectos terapéuticos.

El ejercicio y la dieta modifican la composición orgánica en forma equilibrada.

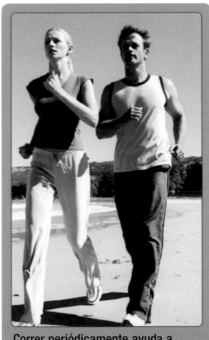

Correr periódicamente ayuda a controlar el ritmo cardíaco.

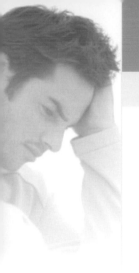

• **Reduce el insomnio:** además de hacernos llegar más cansados a la cama, el ejercicio aumenta las ondas lentas (las que se producen en el sueño profundo) y disminuye el tiempo del movimiento ocular durante el sueño.

Cómo aprovechar mejor el ejercicio

El ejercicio físico ayuda en todas las etapas de la vida.

Moverse y estar activo está bien, es sano y saludable, pero no siempre es una condición que garantice un correcto aprovechamiento de la propia actividad. Si se tiene el tiempo y la constancia, realizar deportes en un

Sabía que...

Las endorfinas son químicos que produce nuestro cerebro y que están asociados a los estados de ánimo positivos, entre otros beneficios. Se ha comprobado que el ejercicio aumenta un 70% la producción de estos químicos.

gimnasio suele ser una buena opción, ya que las rutinas que allí se confeccionan incluyen las condiciones necesarias que debe cumplir el ejercicio físico para que sea efectivo. Por ejemplo:

• El movimiento de diversos sectores musculares.

• Constancia y continuidad.

• El cumplimiento de por lo menos 20 minutos de ejercicio al día, durante tres días a la semana. Esto debe limitarse de tal forma que las pulsaciones (frecuencia cardíaca) en ningún caso superen las resultantes de aplicar la siguiente fórmula:

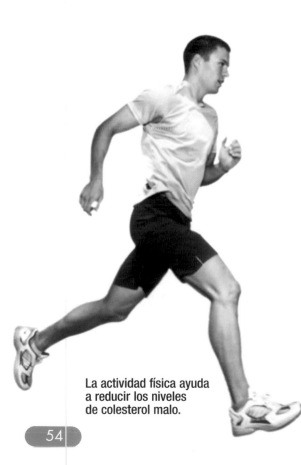

La actividad física ayuda a reducir los niveles de colesterol malo.

Cálculo de frecuencia cardíaca

Frecuencia cardíaca máxima = 220 - (edad x 0,7)
Ejemplo: para 40 años, 220 - 28 = 192 latidos por minuto

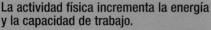

La actividad física incrementa la energía y la capacidad de trabajo.

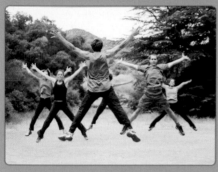

El ejercicio físico debe ser individualizado según:

- Edad y contextura.

- Si ha practicado ejercicio anteriormente.

- Si padece enfermedades que lo contraindiquen.

- El estado de salud actual.

Si por algún tipo de contrariedad no se puede ocupar un tiempo prudencial (una hora) pura y exclusivamente para ir al gimnasio o al campo de deportes, sugerimos las siguientes propuestas.

Cómo incluir la actividad física en la vida diaria

Algunas posibilidades para incluir y optimizar el ejercicio dentro de la rutina pueden ser:

- Usar la escalera en lugar del ascensor. Se puede comenzar bajando por tramos o pisos y, después de algunos días, intentar bajar la escalera completa (la de su casa o la de su trabajo). Luego, poco a poco,

subirlas empleando el mismo procedimiento.

- Movilizarse, en la medida de lo posible, a pie o en bicicleta. Tratar de no utilizar buses o automóviles.

- Si no existe otra posibilidad para llegar a su trabajo que con automóvil, estacione unas cuadras antes y camine el resto del trayecto.

- Si utiliza transporte público bájese una o dos paradas antes y camine a prisa.

- En vez de tomar un aperitivo extra en el bar de la esquina realice un paseo a ritmo acelerado.

Beneficios del ejercicio físico

- Otorga más energía y capacidad de trabajo.
- Aumenta la vitalidad.
- Ayuda a combatir el estrés.
- Mejora la autoestima y la imagen personal.
- Incrementa la resistencia física.
- Ayuda a combatir la ansiedad y la depresión.
- Mejora considerablemente el tono muscular.
- Ayuda a relajarse.
- Quema calorías, posibilitando la pérdida de peso, o el mantenimiento de un peso ideal.
- Mejora el sueño.
- Predispone a compartir una actividad con amigos o familiares fortaleciendo los vínculos existentes.

Los ejercicios aeróbicos mejoran el rendimiento cardíaco.

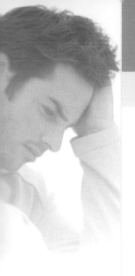

Hipertensión y embarazo

La hipertensión que se desarrolla durante el embarazo recibe el nombre de hipertensión gestacional, y si bien suele desaparecer en las semanas posteriores al parto, es preciso extremar los controles médicos.

Relación entre hipertensión y embarazo

La hipertensión puede acarrear consecuencias negativas para la madre o para el bebé.

E s normal que la presión durante el embarazo experimente variaciones (puede descender a la mitad de su valor habitual). En ocasiones, (y debido a anomalías que no se conocen del todo), puede aparecer un cuadro de hipertensión, derivando de ello consecuencias negativas para la madre y el bebé. Puede suceder que la madre sea hipertensa antes de la gestación, por lo que es necesario controlarla especialmente.

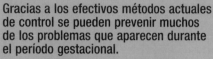

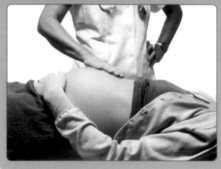

Gracias a los efectivos métodos actuales de control se pueden prevenir muchos de los problemas que aparecen durante el período gestacional.

Tipos de hipertensión en el embarazo

Existen diferentes definiciones para las situaciones de hipertensión y embarazo:

- **Hipertensión gestacional:** ocurre en embarazadas que gozan de presión normal. En la mayoría de los casos surge en la segunda mitad del embarazo y la normalización de la presión arterial se produce alrededor de 10 días después del alumbramiento. Este grupo representa la mayor parte de casos de hipertensión durante el embarazo y suele tener buen pronóstico fetal y materno.

- **Preeclampsia:** así se denomina al cuadro clínico de hipertensión gestacional (presión

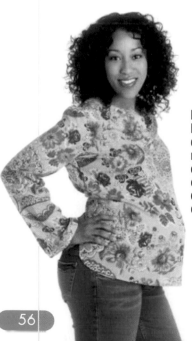

Las mujeres hipertensas deberán recibir un control especial durante el embarazo.

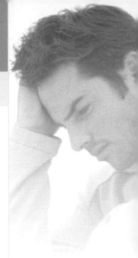

arterial por encima de 140/90 mm Hg) asociada a la pérdida de proteínas en la orina (proteinuria) y, con frecuencia, al edema patológico (acumulación anormal de líquido en las células) en pies, manos y cara. Generalmente está acompañada por retrasos del crecimiento intrauterino, lo cual complica el pronóstico del proceso y puede evolucionar hacia una eclampsia.

- **Eclampsia:** se distingue por el desarrollo de convulsiones o coma en personas con signos y síntomas de preeclampsia. Puede ocurrir desde la semana 20 hasta 48 horas después del parto. Es el cuadro más grave y requiere para su tratamiento la sedación de la madre y la inducción al parto.

- **Enfermedad hipertensiva crónica:** definida como la hipertensión arterial crónica de cualquier causa. Este grupo incluye a las personas con hipertensión preexistente. La presión arterial es igual o mayor de 140/90 mm Hg en dos ocasiones antes de la vigésima semana de gestación. La hipertensión persiste más allá de las seis semanas posparto. Esta variante de la enfermedad suele tener mejor pronóstico, excepto cuando surgen complicaciones con una preeclampsia superpuesta.

¿Todas las mujeres tienen riesgo de padecer preeclampsia?

Los factores que permiten identificar a las mujeres con mayor riesgo de desarrollar hipertensión durante el embarazo son:

- Primerizas (primer hijo) independientemente de su edad.

- Embarazo gemelar.

- Adolescentes y mujeres mayores de treinta y cinco años.

- Antecedentes personales o familiares de eclampsia o preeclampsia.

- Enfermedades asociadas: lupus, diabetes, obesidad, mola.

Efectos de la hipertensión gestacional en el feto

Se produce retraso en el crecimiento y aparición de eventos como el desprendimiento placentario o sufrimiento fetal (definido en términos de las condiciones en las que se origina una disminución de la oxigenación de los tejidos del feto, una variación del pH del líquido amniótico, y se registran cambios en la frecuencia cardíaca fetal). El tratamiento de la eclampsia es la interrupción del embarazo, lo que supone un parto prematuro.

La hipertensión arterial puede causar un retraso en el crecimiento del feto.

La prevención es importante para evitar complicaciones durante el embarazo.

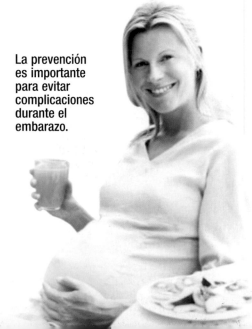

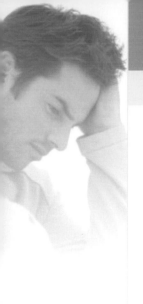

¿Qué consecuencias tiene en la madre?

Las formas graves asocian riesgo de muerte por el cuadro de convulsiones, coma, insuficiencia hepática, renal y trastorno de la coagulación. Las formas menos graves pueden conducir a un deterioro de la función renal, parcialmente recuperable tras el parto. La mayoría de las mujeres con preeclampsia vuelven a la normalidad.

Recomendaciones generales

Estas son algunas sugerencias para el tratamiento de la hipertensión durante la gestación:

- **Reposo:** a diferencia de las medidas para incrementar el ejercicio en los hipertensos en general, a la embarazada hipertensa se le propone mantener una actividad moderada y aumentar sus tiempos de reposo, incluso con períodos de siesta, acostada sobre el lado izquierdo, porque tanto boca arriba como sobre el lado derecho, el útero grande comprime la vena cava y dificulta la buena circulación de la sangre. El reposo mejora los edemas y ayuda a una correcta distribución del líquido corporal.

- **Dieta:** rica en frutas y verduras. Sin embargo no se incluye la reducción calórica, salvo en casos muy concretos y bajo estricta supervisión del médico y el dietista.

- **Restringir la sal:** en aquellas gestantes hipertensas declaradas que ya respondieron a la reducción de sal en la dieta previamente, o en casos de insuficiencia renal o cardíaca. De lo contrario no se restringe la sal (dentro de un uso moderado).

- **Necesidad o no de fármacos:** en el segundo trimestre se produce un descenso de los valores de la presión arterial y durante este tiempo puede ocurrir que sea necesario prescindir de la medicación. No obstante, esta suspensión del tratamiento farmacológico debe realizarse bajo estricta supervisión médica.

La embarazada hipertensa debe adoptar una posición de descanso recostada sobre el lado izquierdo.

La preeclampsia se declara a partir de la semana veinte de gestación.

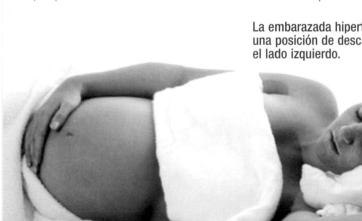

Hipertensión en la Tercera Edad

Los ancianos son considerados el grupo de riesgo más numeroso. La hipertensión afecta sus arterias de la misma forma que al resto de los grupos. Sin embargo, el cuidado dentro de esta franja debe extremarse debido a que es probable la aparición de otras complicaciones.

Peligro a cualquier edad

Hasta hace algunos años se consideraba normal que las personas de más de sesenta y cinco años presentaran la presión arterial elevada, pues se suponía que esto era una adaptación del organismo al paso del tiempo. Pero se ha demostrado que, a cualquier edad, el aumento de la presión arterial daña a los vasos sanguíneos de nuestro organismo.

¿Es perjudicial la hipertensión en los ancianos?

Los ancianos poseen un riesgo más elevado de padecer complicaciones vasculares que los jóvenes hipertensos: angina de pecho, infarto de miocardio, insuficiencia cardíaca o renal y hemorragia o trombosis cerebrales. Esto se debe a que, por la edad, las arterias pierden elasticidad, se hacen más rígidas y carecen de capacidad para adaptarse a altas presiones, pudiendo romperse u obstruirse con mayor facilidad. Por otro lado el corazón de los ancianos tiene menor capacidad para soportar el aumento de trabajo que supone la presión arterial alta y más posibilidades de volverse insuficiente.

Los beneficios del tratamiento

Durante mucho tiempo no se efectuó tratamiento antihipertensivo en los ancianos por considerar el aumento de presión como un mecanismo fisiológico. Sin embargo, en los últimos años, diferentes estudios han demostrado que los ancianos, por ser la población con mayor riesgo de complicaciones vasculares, son los que más se benefician con los pequeños y controlados descensos en las cifras de presión arterial.

Se considera que toda persona con un diagnóstico de presión arterial por encima de los límites de 140/90 mm Hg debe ser diagnosticada como hipertensa.

Con la edad aumentan los riesgos de sufrir complicaciones cardiovasculares.

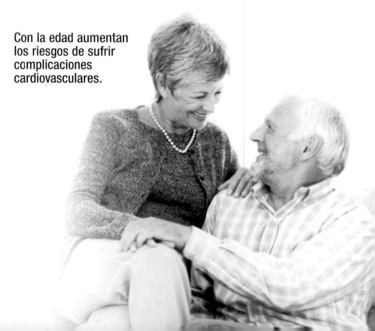

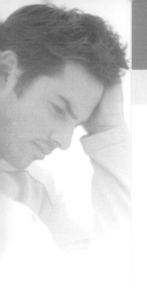

¿Hay que tratar a todos los ancianos hipertensos?

Sin duda alguna. Hasta conseguir las cifras que se consideran normales, con el objetivo de disminuir las complicaciones vasculares y mantener una buena calidad de vida.

No obstante, el tratamiento debe llevarse a cabo de forma progresiva y paulatina para permitir que se produzcan los mecanismos de adaptación adecuados. La elección, tanto de diagnóstico como de tratamiento, **corresponde en todo momento al médico,** aunque los pacientes deberían ser incluidos en la toma de decisiones en lo que respecta a su cuidado personal. Para ello es necesario que cuenten con adecuada información sobre los riesgos, beneficios del tratamiento, y efectos adversos posteriores.

Debido al desgaste natural de las arterias producido por la edad, existen mayores riesgos de aumentar los niveles de presión.

Indicaciones

El anciano debe cuidarse siguiendo las mismas indicaciones que el hipertenso joven en cuanto a dieta, ejercicio, y medicación. Las prescripciones consideran especialmente las otras enfermedades que pueda tener.

¿Limita la hipertensión su actividad?

Con la presión arterial controlada el anciano puede seguir viajando y no debe preocuparle la visita a sitios marítimos o montañosos; es importante no dejarse influenciar por el mito de que la presión baja a la orilla del mar y sube en la montaña. Esto ocurre en muy escasas ocasiones. **Recuerde nunca modificar su medicación hasta consultarlo con un médico.**

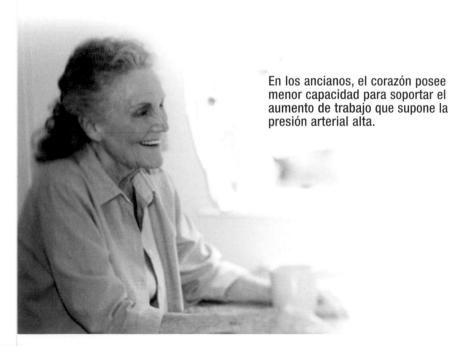

En los ancianos, el corazón posee menor capacidad para soportar el aumento de trabajo que supone la presión arterial alta.

Hipertensión y diabetes

La hipertensión y la diabetes son afecciones crónicas que representan dos de los principales factores de riesgo cardiovascular. Existen mecanismos comunes para ambas. Veamos cuál es su relación.

La diabetes

El organismo necesita energía para llevar a cabo gran parte de sus funciones primordiales. Su principal recurso proviene de los alimentos, los cuales son digeridos en el estómago y transformados en glucosa, aminoácidos y lípidos. Una vez que la glucosa pasa a la sangre, se convierte en la fuente principal de energía para la mayoría de las células del organismo. Para que pueda ser introducida y utilizada eficazmente por esas células, la glucosa necesita la ayuda de la insulina (una hormona producida en el páncreas). Al entrar en las células, cae su nivel en sangre, pero cuando falta o falla la insulina, la glucosa no puede alimentar a las células, razón por la cual el nivel en sangre aumenta. Cuando se sobrepasan los niveles aceptables de glucosa se diagnostica diabetes.

Relaciones entre diabetes e hipertensión

Las investigaciones médicas han resaltado la profunda relación que existe entre estas dos afecciones. Los datos que aportan señalan que los diabéticos insulinodependientes manifiestan altas cifras de presión arterial años después de haber sido declarado el trastorno. Por el contrario, en los casos en los que la

diabetes se presenta en la madurez (generalmente debido al deterioro de las arterias), el diagnóstico hipertensivo suele hacerse al mismo tiempo.

¿Qué síntomas tiene un diabético hipertenso?

La diabetes produce en la mayoría de los casos síntomas muy característicos; en cambio, la hipertensión, no suele presentar sintomatología. Es realmente necesario y recomendable que todas las personas, especialmente las diabéticas,

La glucosa es una forma de azúcar que nuestro cuerpo utiliza para transformar en energía.

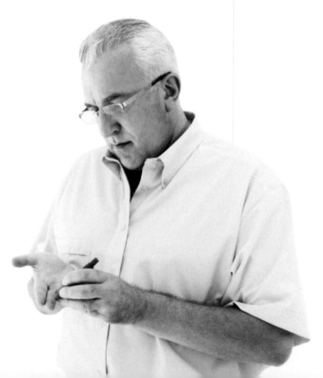

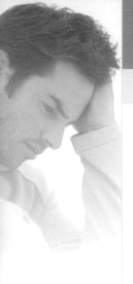

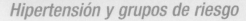

La obesidad en sí constituye el factor de riesgo más importante para la diabetes. Entre el 80 y el 90% de las personas con diabetes padecen sobrepeso.

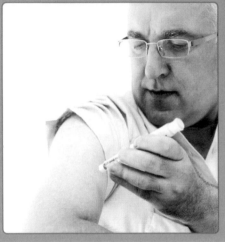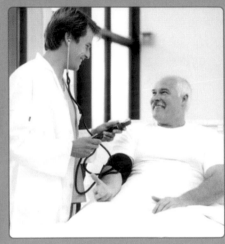

La diabetes supone un riesgo aumentado de que la sangre coagule y se formen trombos, impidiendo el riego sanguíneo.

se sometan a un control periódico de los valores de presión arterial.

¿Qué daños trae la asociación hipertensión-diabetes?

La hipertensión arterial empeora y acelera el daño que la diabetes ejerce sobre las arterias. Provoca además un incremento en las complicaciones que frecuentemente se registran en los pacientes diabéticos, con trastornos como el infarto de miocardio,

Diabetes

La mayoría de las estadísticas señalan que entre el 3 y 4% de la población es diabética. La edad de máxima aparición es alrededor de los 60 años, y en los ancianos el porcentaje varía entre un 5 y un 10%. En niños la frecuencia es de 1 por cada 500 - 1000 niños.

insuficiencia renal, accidentes vasculares cerebrales (trombosis), enfermedades vasculares periféricas, etc.

¿Se puede curar el hipertenso diabético?

Tanto la hipertensión como la diabetes en general no se pueden curar, aunque mediante el control adecuado de las cifras de glucosa en sangre y de presión arterial se puede evitar o por lo menos retrasar el daño que estas enfermedades producen en el organismo.

Muchas personas que experimentan estos trastornos llevan su vida con total normalidad y realizan todas sus actividades sin mayores problemas. Lamentablemente, por el momento, la cura total de estas afecciones no se ha descubierto, aunque se han logrado inmensos avances en su tratamiento y en el análisis de sus causas.

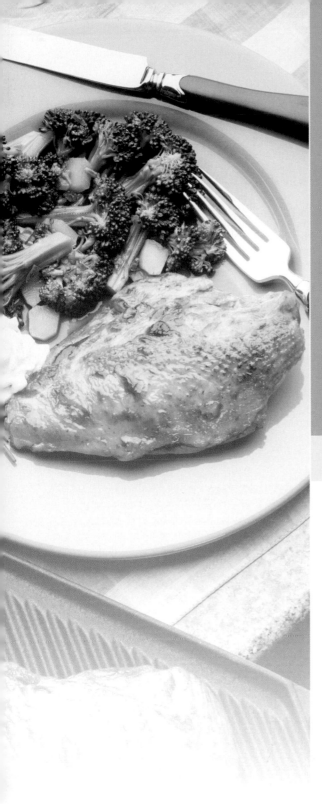

Cocina Rica y Nutritiva para Hipertensos

La dieta DASH

Además de comprender las principales causas y consecuencias que implica el aumento de la presión arterial en nuestro organismo, es importante conocer la manera más práctica y natural de controlarla. Con el apoyo y seguimiento de nuestro equipo médico, la dieta DASH puede llegar a ser un efectivo e inteligente tratamiento.

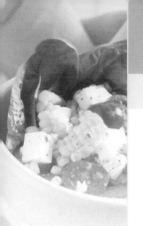

La dieta DASH

Hace algunos años una prestigiosa revista inglesa de medicina publicó los resultados de un plan alimentario que mostró ser efectivo en la reducción de la presión arterial. A esta dieta se la conoce con el nombre de DASH.

La dieta DASH ayuda a prevenir las enfermedades del corazón, osteoporosis, cáncer, diabetes y obesidad.

¿Qué significa dieta DASH*?

DASH es la sigla en inglés de *Dietary Approaches to Stop Hipertension*, (en español "Medidas Dietéticas para Detener la Hipertensión"). Se trata de una dieta baja en grasa saturada, grasa total y colesterol, a la vez que es alta en minerales como potasio, magnesio y calcio. Todos estos nutrientes son aportados por un exclusivo diseño

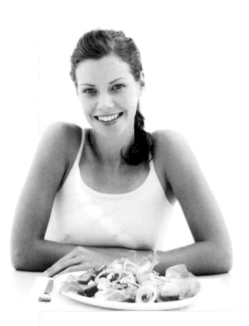

dietario que contempla frutas, vegetales, legumbres y lácteos descremados que contribuyen a contrarrestar y a normalizar la presión elevada.

¿Es realmente efectivo el bajo consumo de sodio?

Es recomendable para pacientes hipertensos consumir menos cantidades de sodio (sal) en los alimentos; aún en aquellos resistentes a la sal. El problema se suscita precisamente debido a que no todos los pacientes estudiados disminuyen su presión arterial con este tratamiento. Por tal motivo este novedoso plan alimentario echa luz sobre otros elementos dietarios que benefician al corazón con presión alta.

Aparece el nuevo plan

En 1997, un grupo integrado por nutricionistas y científicos concluyó (después de numerosas pruebas) que un determinado y preciso conjunto de alimentos (regulados y administrados mediante una dieta) producía notables cambios favorables en los niveles de presión. La mayoría de las pruebas

* A pesar de las investigaciones efectuadas en torno a la Dieta DASH, aún no se ha probado que este plan alimenticio pueda reemplazar a la medicación antihipertensiva.

demostraba que una dieta basada en frutas, vegetales, lácteos descremados, granos enteros, pollo, pescado, nueces, pequeñas cantidades de carnes rojas, dulces y bebidas azucaradas, mejoraba sustancialmente la presión arterial en personas que no padecían hipertensión. El estudio se denominó *DASH-Sodium*.

El estudio *DASH-Sodium*

Su objetivo específico era analizar la repercusión que provocaba la dieta en el descenso de los niveles de sodio y de presión sanguínea. Para ello convocaron a 412 participantes, los cuales poseían presión sanguínea sistólica de 120-159 mm Hg, y diastólica de 80-96 mm Hg; casi el 41% sufría de presión alta; el 57% eran mujeres y el 43% hombres. Los participantes fueron divididos en dos grupos: al primero (de 204 individuos) le fue asignado un plan de alimentación bajo en

sodio, mientras que el segundo adoptó la dieta DASH baja en sodio. A su vez, a cada uno de los grupos se le alteró los niveles de sodio durante los tres meses de tratamiento: el primer mes tomaron 3300 mg diarios de sodio. En los siguientes 30 días, 2400 mg (la cantidad diaria recomendada en EEUU) y, en el último período la medida se redujo hasta 1500 mg.

Se encontró que los resultados fueron más llamativos cuando la reducción en la ingesta de sodio se combinaba con la dieta DASH. En cada nivel de sodio, la presión sanguínea se registró más baja en el plan DASH que en las otras dietas. La marcada disminución de la presión sanguínea se produjo en la dieta DASH, consumiendo 1500 mg de sodio por día. Los pacientes hipertensos fueron los más beneficiados de ambas medidas, consiguiendo mejores cifras de presión que con fármacos antihipertensivos.

Un nuevo estudio en el que se incluyó una disminución de la sal produjo descensos importantes en las cifras de hipertensión.

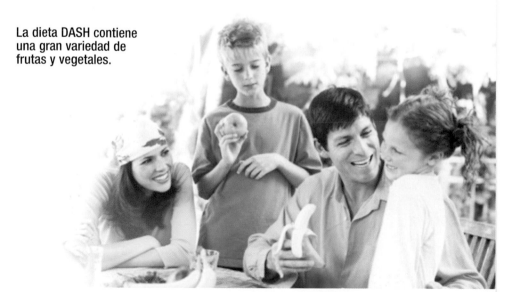

La dieta DASH contiene una gran variedad de frutas y vegetales.

Equivalencias

1. Lonja, loncha, chulla.

2. Pan moreno rico en fibras.

3. Magdalena, bollo.

4. Pan de pita.

5. Dona, rosca.

6. Trigo candeal.

7. Cuáquer.

8. Galletitas saladas.

9. Bizcocho salado en forma de lazo.

10. Jitomate.

11. Patata.

12. Cenoura, azanoria.

13. Guisantes, ervlhas, chícharos, caraota, porotos, alubias.

14. Ahumaya, zapallo, abóbora, ayote, pipiane.

15. Brécol. Parecido a la coliflor.

16. Cogocho.

17. Col.

18. Alcachofa.

19. Habichuela, ejote, judía, frijol.

20. Papa dulce, boniato, camote.

La dieta

El plan que se detalla a continuación ha sido programado para consumir 2000 calorías por día. Las porciones diarias propuestas pueden variar, según sus necesidades calóricas. Utilice las tablas para preparar sus menúes o como guía para elegir sus alimentos.

Cereales y derivados

Porciones diarias	Tamaño de las porciones	Ejemplos y observaciones	Aportes nutricionales
7-8 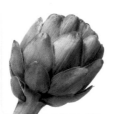	1 rebanada[1] de pan Pan integral[2], muffin[3], pan árabe[4] 1 oz (30 g) de cereal seco[a] 1/2 taza de pasta o cereal cocido	Pan integral, muffin, pan árabe, rosquilla[5], cereal, sémola[6], avena[7], galletas tipo crackers[8], pretzels[9] y maíz inflado.	Fuentes principales de energía y fibra. 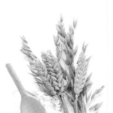

Vegetales

Porciones diarias	Tamaño de las porciones	Ejemplos y observaciones	Aportes nutricionales
4-5	1 taza de vegetales crudos 1/2 taza de vegetales cocidos 6 oz (180 ml) de jugo de vegetales	Tomate[10], papa[11], zanahoria[12], arvejas[13], calabaza[14], brócoli[15], nabo[16], repollo[17], espinaca, alcaucil[18], poroto[19], batata[20].	Fuentes ricas en potasio, magnesio y fibra. 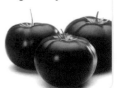

a. Las porciones: 1/2 - 1 1/4 tazas dependiendo del tipo de cereal. Revise las etiquetas de los envases de los productos.

Frutas

Porciones diarias	Tamaño de las porciones	Ejemplos y observaciones	Aportes nutricionales
7-8	6 oz (180 ml) de jugo de fruta 1 fruta mediana 1/4 de frutos secos 1/2 taza de fruta fresca, congelada o enlatada	Damasco[21], banana[22], dátiles, uva[23], naranja[24], jugo de naranja, pomelo[25], jugo de pomelo, mangos, melón[26], durazno[27], ananá[28], ciruela[29] y pasas de uva[30], frutilla[31] y mandarina.[32]	Fuentes importantes de magnesio, potasio y fibra.

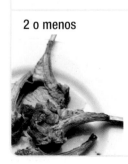

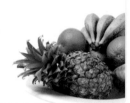

Productos lácteos reducidos o libres de grasa

Porciones diarias	Tamaño de las porciones	Ejemplos y observaciones	Aportes nutricionales
2-3	8 oz (240 ml) de leche 1 taza de yogur[33] 1 1/2 oz (15 g) de queso	Leche descremada o con 1% de grasa, manteca[34] descremada, yogur descremado, queso descremado.	Fuentes principales de calcio.

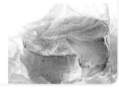

Carne roja, aves y pescado

Porciones diarias	Tamaño de las porciones	Ejemplos y observaciones	Aportes nutricionales
2 o menos	3 oz (90 g) de carne roja, aves o pescado	Seleccione sólo carne magra, separe la grasa visible; en lugar de freír la carne, ásela o cuézala o cocínela a la plancha; sáquele la piel al pollo[35].	Ricas fuentes de energía, de magnesio, potasio, y proteínas.

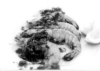

Equivalencias

21. Albaricoque, chabacano.

22. Cambur, guineo, plátano.

23. Agracejo, agraz.

24. Toronja.

25. Pamplemusa, toronja.

26. Melón de agua, sandía.

27. Chichoca, chuchoca, orejón, descarozado, melocotón, durazno prisco, pelón.

28. Piña, abacaxi, piña americana.

29. Cojote.

30. Uvas pasas.

31. Fresas, morango.

32. Tanjarina, nectarina.

33. Leche cuajada.

34. Mantequilla, grasa de cerdo.

35. Ave, frango.

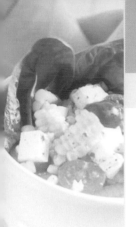

Frutos secos, semillas y legumbres

Porciones diarias	Tamaño de las porciones	Ejemplos y observaciones	Aportes nutricionales
4-5 / semana 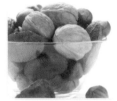	1/3 taza o 1 1/2 oz (45 g) de nueces 2 cdas. o 1/2 oz (15 g) de semillas 1/2 taza de legumbres cocidas	Almendras, avellanas, nueces, maní[1], semillas de girasol, alubias[2], lentejas[3].	Ricas fuentes de energía, magnesio, potasio, proteína y fibras.

Equivalencias

1. Cacahuete.

2. Arvejas, guisantes, ervlhas, chícharos, caraota, porotos.

3. Lentejas.

4. Mantequilla de origen vegetal.

5. Mahonesa.

6. Dulce que se hace con zumo de frutas y azúcar cocido hasta adquirir una consistencia blanda, elástica y transparente.

7. Conserva, dulce, confitura.

8. Dulce, jalea, confitura.

Grasas y aceites[b]

Porciones diarias	Tamaño de las porciones	Ejemplos y observaciones	Aportes nutricionales
2-3	1 cdita. de margarina[4] 2 cdas. de aderezo liviano para ensalada 1 cdita. de aceite vegetal	Margarina liviana, mayonesa[5] reducida en grasa, aderezo para ensalada liviano, aceite vegetal (de oliva, maíz, etc.).	La dieta DASH contiene el 27% de calorías (incluye la grasa natural y agregada de los alimentos).

Dulces

Porciones diarias	Tamaño de las porciones	Ejemplos y observaciones	Aportes nutricionales
5 / semana	1 cda. de azúcar 1/2 oz (15 g) de gelatina[6] 8 oz (240 ml) de limonada	Jarabe de fructuosa (melaza), azúcar, jalea[7], mermelada[8], gelatina con sabor, caramelos ácidos, ponches, sorbetes, helados.	Los alimentos dulces deben ser reducidos en grasa. 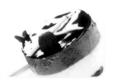

b. Aquí varían las raciones normales: por ejemplo, 1 cucharada de aderezo para ensalada común equivale a una ración; 1 cucharada de aderezo liviano equivale a 1/2 ración; 1 cucharada de aderezo reducido en grasa equivale a 0 ración.

¿Cómo hacer el plan de alimentación DASH?

La dieta es muy sencilla y permite numerosas combinaciones tanto para las personas que quieren bajar de peso como para aquellos que sólo desean mantener estable su presión sanguínea.

Una gama de combinaciones

El plan DASH prevé determinadas raciones para cada grupo de alimentos, con el fin de alcanzar 2000 calorías diarias. Sin embargo el número real de porciones necesarias estará sujeto a los requerimientos calóricos de cada persona en particular. Si se trata de perder peso, existen dentro del régimen diversas formas de combinar los alimentos con el propósito de reducir grasas y calorías.

Para realizar esta dieta con éxito debe incrementar el consumo de frutas, vegetales y cereales, ya que contienen un alto porcentaje de fibra. Sin embargo, si no está acostumbrado a este tipo de alimentos, incorpórelos lentamente, porque pueden causar desórdenes intestinales en organismos no habituados a ellos.

Cucharaditas de té

La dieta DASH ofrece menúes y recetas para consumir entre 2400 mg (equivalentes a 6 cucharadas de té) y 1500 mg (equivalentes a 4) de sodio por día. Estas proporciones son las que se utilizan en todos los procesos relacionados con nuestra alimentación

La dieta Dash prevé raciones específicas para cada grupo de alimentos.

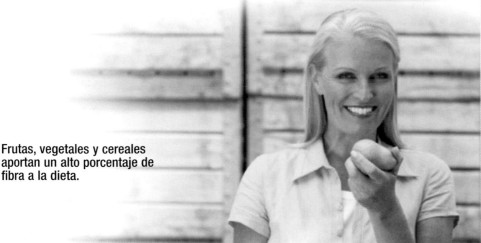

Frutas, vegetales y cereales aportan un alto porcentaje de fibra a la dieta.

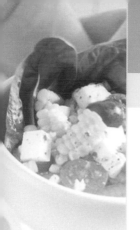

Número de raciones del plan de alimentación DASH para otros niveles de calorías

Grupo de alimentos	1600 calorías por día	3100 calorías por día
Cereales y derivados	6	12-13
Vegetales	3-4	6
Frutas	4	6
Productos lácteos bajos o libres de grasa	2-3	3-4
Carnes rojas, aves y pescado	1-2	2-3
Frutos secos, semillas y legumbres	3 porciones / semana	1 porción / semana
Grasas y aceites	2	4
Dulces	0	2

A pocos días de iniciada la dieta, las papilas gustativas se adaptan al nuevo sabor de las comidas con menor cantidad de sal.

(incluida la sal empleada en la preparación de las comidas y la que se agrega en la mesa). Sólo una muy pequeña porción de sodio procede naturalmente de los alimentos. Al iniciar este plan dietario suele ser muy común no encontrarle demasiado sabor a los platos que se preparan. Sucede que las papilas gustativas están acostumbradas a recibir constantemente cierto nivel de sal en los alimentos. Estas pequeñas terminaciones nerviosas se hallan sometidas a un estímulo constante de sodio, que les impide detectar el gusto salado de determinados alimentos. Sin embargo, si continúa con la dieta a los pocos días estos receptores recuperan la sensibilidad perdida.

Recomendaciones de importancia

A pesar de que el plan de alimentación DASH ofrece una completa y extensa carta de variantes para mantenernos sanos y en forma, es muy importante respetar otras pautas que potencian las planteadas por la dieta.

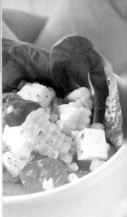

Consejos para reducir el sodio

- Elija alimentos y condimentos reducidos en sodio o sin sal agregada.
- Compre vegetales frescos, congelados o enlatados sin sal agregada.
- Consuma carnes rojas, aves y pescados frescos en lugar de enlatados, ahumados o procesados.
- Escoja los cereales listos para servir que son más bajos en sodio.
- Evite los embutidos (tales como panceta[1] y jamón[2]), las conservas en salmuera (como los pickles[3], aceitunas[4] y chucrut[5]) y los condimentos (como el GMS[6], la mostaza[7], el rábano picante, el ketchup[8], y la salsa barbacoa[9]). Limite, incluso, el uso de salsas de soja y de teriyaki[10] reducidas en sodio.
- Reemplace la sal por las especias. Tanto durante la cocción, como en la mesa, condimente sus comidas con hierbas, especias, limón[11], vinagre o aderezos sin sal adicionada.
- Cocine el arroz[12], los cereales y las pastas sin sal. Vaya reemplazando con estos ingredientes los preparados instantáneos que habitualmente contienen sal.
- Prefiera las "comidas de preparación rápida" bajas en sodio. Trate de ir descartando las comidas congeladas, elaboradas, las pizzas, las sopas o caldos enlatados, y los aderezos para ensaladas, que por lo general poseen un alto porcentaje de sodio.
- Enjuague los alimentos enlatados, como el atún, para eliminar el sodio.

La primera se relaciona con nuestra salud: antes de comenzar cualquiera de las indicaciones del régimen es preciso (y en extremo importante), consultar con nuestro médico o nutricionista, así como realizar todos los chequeos que sean necesarios. Este punto es importante porque si empezamos la dieta sin saber en qué estado (físico y orgánico) estábamos antes de comenzarla no podremos evaluar con eficacia sus resultados.

La segunda de las recomendaciones se centra en la fuerza de voluntad: es necesario que respetemos todas la indicaciones, recetas, pautas y aclaraciones que el plan propone. Si un día cambiamos un alimento por otro, o nos tomamos una licencia, sucederá que nuestro cuerpo tendrá que cortar con todo el proceso y comenzar otra vez.

Equivalencias

1. Tocino, tocineta, lardo.

2. Pernil, presunto.

3. Encurtidos.

4. Olivas.

5. Repollo en vinagre.

6. Glucamato monosódico.

7. Jenabe.

8. Salsa de tomate sazonada con especias que se vende preparada.

9. Salsa compuesta de aceite de oliva, tomate, azúcar, cebolla, etc.

10. Aderezo japonés.

11. Acitrón.

12. Casulla, palay.

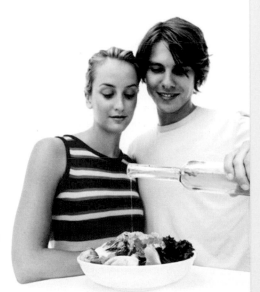

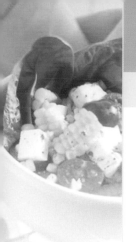

El lenguaje de las etiquetas

Los alimentos procesados industrialmente son los que mayor porcentaje de sodio contienen. Se debe tener especial cuidado al considerar estas cantidades y examinar las etiquetas con atención.

La información nutricional

La única forma de confirmar el contenido de sodio de los alimentos es leyendo las etiquetas. Este dato debe estar claramente especificado en el paquete (usualmente en la sección de información nutricional).

Los fabricantes de productos alimenticios cambian los ingredientes todo el tiempo, por eso debe habituarse a leer las etiquetas:

• La etiqueta indica la cantidad de sodio por porción de alimento (no por todo el paquete o contenedor).

• Los ingredientes son enumerados en orden decreciente de peso; si la sal se detalla en el listado de ingredientes, probablemente aparezca al final de la lista.

Si el rótulo de un alimento no especifica el contenido de sodio, es posible que tenga mucha sal.

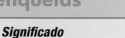

Consejos para leer las etiquetas

Frase	Significado
Sodio	
a. Libre de sodio o grasa.	a. Menos de 5 mg por porción.
b. Muy bajo contenido de sodio.	b. 35 mg o menos de sodio p/ porc.
c. Bajo en sodio.	c. 140 mg o menos de sodio p/ porc.
d. Alimento bajo en sodio.	d. 140 mg o menos de sodio p/ porc.
e. Reducido o menor contenido de sodio.	e. Aprox. 25% menos de sodio que la versión normal.
f. Contenido liviano de sodio.	f. 50% menos de sodio que la versión normal.
g. Sin sal o sin sal adicionada.	g. Sin agregado de sal durante la cocción.
Grasa	
h. Libre de grasa.	h. Menos de 0,5 g por porción.
i. Bajo contenido de grasa saturada.	i. 1 g o menos p/ porc.
j. Bajo contenido de grasa.	j. 3 g o menos p/ porc.
k. Reducido en grasa.	k. Aprox. 25% menos de grasa que la versión normal.
l. *Light.*	l. 50% menos de grasa que la versión normal.

Cómo empezar

El plan de alimentación DASH es fácil de seguir. Aquí le presentamos diferentes maneras de comenzar.

Realice los cambios gradualmente

Si actualmente consume uno o dos vegetales por día, agregue una porción en el almuerzo y otra en la cena.

• Si no come fruta o si solamente bebe jugo en el desayuno, incorpórela en sus comidas o bien consúmala como refrigerio.

• Vaya incrementando, de a poco, los lácteos bajos o libres de grasa en tres comidas diarias. Por ejemplo, en el almuerzo o cena beba leche en lugar de soda, té endulzado o alcohol. Elija los lácteos bajos (1%) o libres de grasa (descremados), para reducir el consumo de grasas saturadas, grasa total, colesterol y calorías.

• Lea las etiquetas de los envases de las margarinas y de los aderezos para ensaladas para optar por aquéllos reducidos en grasas saturadas y ácidos grasos "trans". Algunas margarinas son bajas en ácidos grasos "trans".

Utilice la carne sólo como un ingrediente de la comida

• Limite el consumo de carne a 6 onzas (= 180 g, 2 porciones). Tres o cuatro onzas equivalen, aproximadamente, al tamaño de un mazo de naipes.

• Si acostumbra comer grandes porciones de carne, redúzcalas a la mitad o a un tercio por cada comida.

• Incluya dos o una comida vegetariana (sin carne) por semana.

• Aumente las porciones de verduras, arroz, pastas o legumbres. Prepare cazuelas, guisos y revueltos que contengan menos carne.

Es importante reducir el consumo de carne al tiempo que se aumenta la ración de vegetales y frutas.

Los lácteos libres de grasa (descremados) permiten reducir el consumo de grasas saturadas, colesterol y calorías.

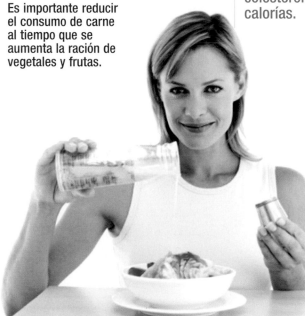

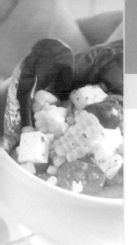
Una semana en el plan de alimentación DASH

A continuación, le ofrecemos los menúes correspondientes a una semana del plan de alimentación DASH, que le permitirán alcanzar niveles de sodio de 2400 mg o, realizando los cambios indicados, de 1500 mg.

Cómo utilizar las tablas

Estos menúes están pensados sobre la base de 2000 calorías por día, los tamaños de las porciones deben aumentar o disminuir según el nivel de calorías. Para facilitar el cálculo, algunas cantidades han sido redondeadas. Cada tabla representa un día, y contiene las dos opciones que el plan ofrece para la reducción del sodio (2400 y 1500 mg). A su vez se indica el número de porciones utilizadas por día de cada tipo de nutriente.

Equivalencias

1. Lonja, loncha, chulla.

2. Pan moreno rico en fibras.

3. Cambur, guineo, plátano.

4. Leche cuajada.

5. Conserva, dulce, confitura.

6. Ave, frango.

7. Mostaza francesa con semillas marrones y negras.

8. Jenabe.

Día 1

Menú de 2400 mg de sodio	Sodio	Sustitutos para reducir el sodio a 1500 mg	Sodio (mg)	Cereales	Vegetales	Frutas	Lácteos	Carne roja, aves y pescado	Frutos secos, semillas y legumbres	Grasas y aceites	Dulces
Desayuno 2/3 taza de cereal integral	161	2/3 taza de salvado de trigo en hebras	3	1							
1 rebanada[1] de pan integral[2]	149			1							
1 banana[3] mediana	1					1					
1 taza de yogur[4] descremado sin azúcar	53						1				
1 taza de leche descremada	126						1				
2 cdtas. de jalea[5]	5										2/3
Almuerzo 3/4 taza de ensalada de pollo[6]*	201	Eliminar la sal de la receta	127					1		1	
2 rebanadas de pan integral	299			2							
1 cda. de mostaza de Dijon[7]	372	1 cda. de mostaza[8] común	196								

*Receta en página 89.

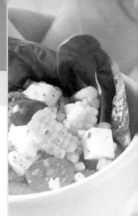

Continuación día 1:

Menú de 2400 mg de sodio	Sodio	Sustitutos para reducir el sodio a 1500 mg	Sodio (mg)	Cereales	Vegetales	Frutas	Lácteos	Carne roja, aves y pescado	Frutos secos, semillas y legumbres	Grasas y aceites	Dulces
Ensalada:											
1/2 taza de rdjas. de pepino[9] fresco	8				1						
1/2 taza de tomate[10] trozado	1				1						
2 cdas. de aderezo sin grasa	306	2 cdas. de aderezo a base de yogur*	84								
1/2 taza de cóctel de frutas	5					1					
Cena 3 oz de carne (cuarto de posta)	52							1			
2 cdas. de salsa[11] para carne baja en grasas	163	2 cdas. de salsa para carne, baja en grasas y sin sal	5								
1 taza de arvejas[12] congeladas, cocidas	12				2						
1 papa[13] pequeña al horno	7				1						
2 cdas. de crema de leche agria, descremada	28										
2 cdas. de queso cheddar[14] rallado, reducido en grasa	86	2 cdas. de queso cheddar rallado, reducido y bajo en sodio	1				1/4				
1 cda. de echalote[15] picado	1										
1 panecillo integral	148			1							
1 cdta. de margarina[16] liviana	51	l cdta. de margarina liviana, sin sal	1							1	
1 manzana[17] peq.	0					1					
1 taza de leche descremada	126						1				
Refrigerio 1/3 taza de almendras s/ sal	5								1		
1/4 taza de pasas de uva[18]	2					1					
1 taza de jugo de naranja[19]	2					1 1/3					
Totales				5	5	5 1/3	3 1/4	2	1	2	2/3

Equivalencias

9. Fruto similar al pipián, pepino melón.

10. Jitomate.

11. Aderezo, aliño, marinada, molho, adherezo.

12. Guisantes, ervlhas, chícharos, caraota, porotos, alubias.

13. Patata.

14. Queso tipo americano, de cuerpo firme y sabor fuerte.

15. Chalofa, chalota, escalonia, shallot.

16. Mantequilla de origen vegetal.

17. Poma.

18. Uvas pasas.

19. Toronja.

Abreviaturas: oz = onza (= 30 g); cdtas. = cucharaditas; cdas. = cucharadas; g = gramos; mg = miligramos; rdjas. = rodajas.
*Receta en página 90.

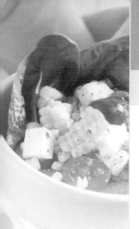

Aportes del menú del día 1

Nutrientes por día	Nivel de sodio	
	2400 mg	1500 mg
Calorías	2024	1998
Grasa total	51 g	50 g
Porcentaje de calorías de grasa	23 %	23 %
Grasa saturada	9 g	9 g
Porcentaje de calorías de grasa saturada	4 %	4 %
Colesterol	164 mg	164 mg

Nutrientes del menú del día 1

Nutrientes por día	Nivel de sodio	
	2400 mg	1500 mg
Sodio	2363 mg	1320 mg
Calcio	1257 mg	1338 mg
Magnesio	572 mg	589 mg
Potasio	4780 mg	4745 mg
Fibra	34 g	34 g

Equivalencias

1. Cuáquer.

2. Pan moreno rico en fibras.

3. Cambur, guineo, plátano.

4. Queso blando y cremoso de sabor suave.

5. Ave, frango.

6. Lonja, loncha, chulla.

7. Queso hecho con la variedad cheddar.

8. Queso de tipo duro con agujeros y sabor fuerte.

Día 2

Menú de 2400 mg de sodio	Sodio	Sustitutos para reducir el sodio a 1500 mg	Sodio (mg)	Cereales	Vegetales	Frutas	Lácteos	Carne roja, aves y pescado	Frutos secos, semillas y legumbres	Grasas y aceites	Dulces
Desayuno 1/2 taza de avena[1] instantánea	104	1/2 taza de avena común con 1 cdta. de canela	1	1							
1 panecillo int.[2]	84			1							
1 banana[3] mediana	1					1					
1 taza de leche descremada	126						1				
1 cda. de queso crema[4] descr.	75						1				2/3
Almuerzo Sándwich de pechuga de pollo[5]	201	Eliminar la sal de la receta	127					1		1	
2 pechugas de pollo (3 oz) s/ piel	65							1			
2 rebanadas[6] de pan integral	299			2							
1 rdja. (3/4 oz) de queso americano[7], bajo en grasa	328	1 rdja. (3/4 oz) de queso suizo[8]	54				1/2				

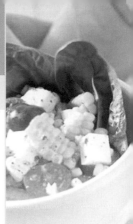

Continuación día 2:

Menú de 2400 mg de sodio	Sodio	Sustitutos para reducir el sodio a 1500 mg	Sodio (mg)	Cereales	Vegetales	Frutas	Lácteos	Carne roja, aves y pescado	Frutos secos, semillas y legumbres	Grasas y aceites	Dulces
1 hoja grande de lechuga[9]	1				1/4						
2 rebanadas de tomate[10]	4				1/2						
1 cda. de mayonesa[11] baja en grasa	90									1	
1 durazno[12] mediano	0					1					
1 taza de jugo de manzana[13]	7					1 1/3					
Cena 3/4 taza de salsa vegetariana para espagueti*	459	Sustituir por puré de tomate sin sal (6 oz)	260								
1 taza de espagueti	1			2							
3 cdas. de queso parmesano[14]	349						1/2				
Ensalada de espinaca	7										
1 taza de hojas de espinaca fresca	24				1						
1/4 taza de zanahoria[15] fresca rallada	10				1/2						
1/4 taza de champiñones[16] fileteados	1				1/2	1/4					
2 cdas. de vinagreta[17] **	0									3/4	
1/2 taza de choclo[18] congelado, cocido	4				1					1	
1/2 taza de peras[19] enlatadas	4					1					
Refrigerio 1/3 taza de almendras s/ sal	5								1		
1/4 taza de orejones[20]	3					1					
1 taza de yogur[21] descr. sin azúcar	107						1				
Totales				6	3 3/4	5 1/3	4	2	1	3 3/4	2/3

Equivalencias

9. Alsface.

10. Jitomate.

11. Mahonesa.

12. Albaricoque, chabacano.

13. Poma.

14. Queso muy duro empleado como aditivo de sopas y platos con pasta.

15. Cenoura, azanoria.

16. Setas, hongos comestibles.

17. Aderezo de aceite mostaza, vinagre, sal y pimienta.

18. Maíz, mazorca, jojoto, elote, chilote.

19. Peros.

20. Durazno, chichoca, chuchoca, descarozado, melocotón, durazno prisco, pelón.

21. Leche cuajada.

* Receta en página 90.

** Receta en página 91.

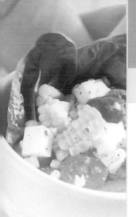

Aportes del menú del día 2

Nutrientes por día	Nivel de sodio 2400 mg	1500 mg
Calorías	1977	1967
Grasa total	60 g	59 g
Porcentaje de calorías de grasa	27 %	27 %
Grasa saturada	12 g	13 g
Porcentaje de calorías de grasa saturada	6 %	6 %
Colesterol	107 mg	112 mg

Nutrientes del menú del día 2

Nutrientes por día	Nivel de sodio 2400 mg	1500 mg
Sodio	2152 mg	1577 mg
Calcio	1351 mg	1494 mg
Magnesio	502 mg	509 mg
Potasio	4513 mg	4440 mg
Fibra	32 g	34 g

Equivalencias

1. Lonja, loncha, chulla.

2. Pan moreno rico en fibras.

3. Cambur, guineo, plátano.

4. Toronja.

5. Mantequilla de origen vegetal.

6. Salsa compuesta de aceite de oliva, tomate, azúcar, cebolla, etc.

7. Jenabe.

Día 3

				Cantidad de porciones según el grupo de alimentos DASH								
Menú de 2400 mg de sodio	Sodio	Sustitutos para reducir el sodio a 1500 mg	Sodio (mg)	Cereales	Vegetales	Frutas	Lácteos	Carne roja, aves y pescado	Frutos secos, semillas y legumbres	Grasas y aceites	Dulces
Desayuno 3/4 taza de copos de trigo	161	2 tazas de trigo inflado	1	1							
1 rebanada[1] de pan integral[2]	149			1							
1 banana[3] mediana	1					1					
1 taza de leche descremada	126						1				
1 taza de jugo de naranja[4]	5					1 1/3					
1 cdta. margarina[5] liviana	51	1 cdta. margarina liviana sin sal	1							1	
Almuerzo sándwich de carne a la barbacoa[6]											
2 oz de carne (cuarto de posta)	35							2/3			
1 cda. de salsa barbacoa	156	1 cda. de mostaza[7] común	196								

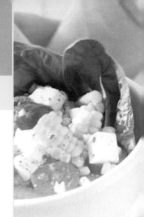

Continuación día 3:

Menú de 2400 mg de sodio	Sodio	Sustitutos para reducir el sodio a 1500 mg	Sodio (mg)	Cereales	Vegetales	Frutas	Lácteos	Carne roja, aves y pescado	Frutos secos, semillas y legumbres	Grasas y aceites	Dulces
1 panecillo de sésamo[8]	319			1							
2 rebanadas de queso (1 1/2 oz) cheddar[9] reducido en grasa	260	1 rebanada (3/4 oz) de queso suizo[10]	109				1				
1 hoja grande de lechuga[11]	1				1/4						
2 rebanadas de tomate[12]	22		84		1/2						
1 taza de ensalada de papas[13] tiernas*	12				2						
1 naranja mediana	0					1					
Cena 3 oz de bacalao	89							1			
1 cdta. de jugo de limón[14]	1										
1/2 taza de arroz[15] integral (grano largo)	5			1							
1/2 taza de espinaca congelada, cocida	88				1						
1 budín[16] pequeño de maíz	363	1 panecillo pequeño	146	1							
1 cdta. de margarina liviana	51	1 cdta. de margarina liviana sin sal		1						1	
Refrigerio 1 taza de yogur[17] de fruta descremado, sin azúcar	107						1				
1/4 taza de frutas pasas	6					1					
1 cda. de manteca de maní[18] reducida en grasa	101	1 cda. de manteca de maní sin sal	3						1/2		
Totales				5	3 3/4	4 1/3	3	1 2/3	1/2	2	0

* Receta en página 91.

Equivalencias

8. Pan de ajonjolí.

9. Queso tipo americano, de cuerpo firme y sabor fuerte.

10. Queso de tipo duro con agujeros y sabor fuerte.

11. Alsface.

12. Jitomate.

13. Patatas.

14. Acitrón.

15. Casulla, palay.

16. Pudín.

17. Leche cuajada.

18. Mantequilla de cacahuete.

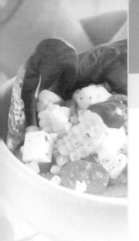

Aportes del menú del día 3

	Nivel de sodio	
Nutrientes por día	**2400 mg**	**1500 mg**
Calorías	1984	1958
Grasa total	44 g	46 g
Porcentaje de calorías de grasa	20 %	21 %
Grasa saturada	12 g	13 g
Porcentaje de calorías de grasa saturada	5 %	6 %
Colesterol	146 mg	137 mg

Nutrientes del menú del día 3

	Nivel de sodio	
Nutrientes por día	**2400 mg**	**1500 mg**
Sodio	2303 mg	1519 mg
Calcio	1490 mg	1502 mg
Magnesio	495 mg	526 mg
Potasio	4752 mg	4759 mg
Fibra	29 g	30 g

Equivalencias

1. Comida semejante a las gachas, a base de maíz.

2. Mantequilla de origen vegetal.

3. Leche cuajada.

4. Poma.

5. Agracejo, agraz.

6. Pernil, presunto.

7. Corte vacuno obtenido del lomo.

Día 4

Menú de 2400 mg de sodio	Sodio	Sustitutos para reducir el sodio a 1500 mg	Sodio (mg)	Cereales	Vegetales	Frutas	Lácteos	Carne roja, aves y pescado	Frutos secos, semillas y legumbres	Grasas y aceites	Dulces
Desayuno 3/4 taza de copos maíz	223	1/2 taza de mazamorra[1], con 1 cdta. de margarina[2] sin grasa y sin sal	1	1							
3/4 taza de yogur[3] de fruta descremado, sin azúcar	53						1/2				
1 manzana[4] mediana	0					1					
1 taza de jugo de uva[5]	8					1 1/3					
1 taza de leche descremada	126						1				
Almuerzo sándwich de jamón[6] y queso											
2 oz de jamón ahumado, bajo en grasa y en sodio	469	2 oz de rosbif[7], bajo en grasa	35					2/3			

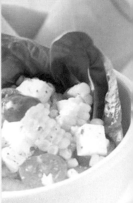

Continuación día 4:

Menú de 2400 mg de sodio	Sodio	Sustitutos para reducir el sodio a 1500 mg	Sodio (mg)	Cereales	Vegetales	Frutas	Lácteos	Carne roja, aves y pescado	Frutos secos, semillas y legumbres	Grasas y aceites	Dulces
1 feta (3/4 oz) de queso cheddar[8], bajo en grasa	130						1/2				
2 rebanadas[9] de pan integral[10]	299			2							
1 hoja grande de lechuga[11]	1				1/4						
2 rebanadas de tomate[12]	22				1/2						
1 cda. de mayonesa[13] baja en grasa	90									1	
1 taza de bastoncitos de zanahoria[14]	43				2						
Cena Arroz[15] c/ pollo[16]*	367	Sustituir por salsa[17] de tomate s/sal (4 oz)	226	1				1			
1 taza de arvejas[18] congeladas, cocidas	70				1						
1 taza de melón cantalupo[19]	14					2					
1 panecillo integral[20]	148			1							
1 budín[21] pequeño de maíz	363	1 panecillo pequeño	146	1							
1 taza de leche descremada	126						1				
1 cdta. de margarina liviana	51	1 cdta. de margarina liviana sin sal	1							1	
Refrigerio 1/3 taza de almendras sin sal	5								1		
1/2 taza de cóctel de frutas	5					1					
1 taza de jugo de manzana	7					1 1/3					
Totales				6	3 3/4	6 2/3	3	1 2/3	1	2	0

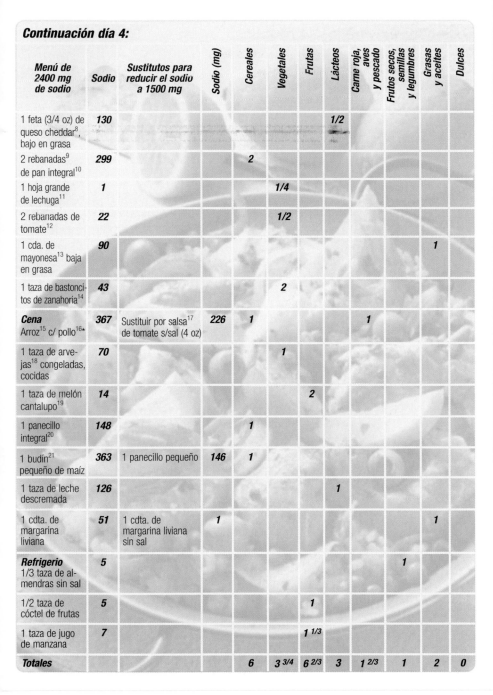

Equivalencias

8. Queso tipo americano, de cuerpo firme y sabor fuerte.

9. Lonja, loncha, chulla.

10. Pan moreno rico en fibras.

11. Alsface.

12. Jitomate.

13. Mahonesa.

14. Cenoura, azanoria.

15. Casulla, palay.

16. Ave, frango.

17. Aderezo, aliño, marinada, molho, adhcrezo.

18. Guisantes, ervlhas, chícharos, caraota, porotos, alubias.

19. Melón amarillo, melón dulce.

20. Pan moreno rico en fibras.

21. Pudín.

* Receta en página 92.

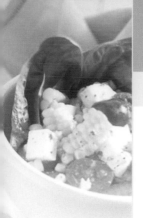

Aportes del menú del día 4

Nutrientes por día	Nivel de sodio	
	2400 mg	1500 mg
Calorías	2011	2050
Grasa total	51 g	52 g
Porcentaje de calorías de grasa	23 %	23 %
Grasa saturada	9 g	9 g
Porcentaje de calorías de grasa saturada	4 %	4 %
Colesterol	122 mg	142 mg

Nutrientes del menú del día 4

Nutrientes por día	Nivel de sodio	
	2400 mg	1500 mg
Sodio	2259 mg	1441 mg
Calcio	1200 mg	1203 mg
Magnesio	491 mg	502 mg
Potasio	5152 mg	4914 mg
Fibra	32 g	32 g

Equivalencias

1. Lonja, loncha, chulla.

2. Pan moreno rico en fibras.

3. Cambur, guineo, plátano.

4. Toronja.

5. Mantequilla de origen vegetal.

6. Conserva, dulce, confitura.

7. Bonito, pollo de mar, caballa.

8. Alsface.

Día 5

Menú de 2400 mg de sodio	Sodio	Sustitutos para reducir el sodio a 1500 mg	Cantidad de porciones según el grupo de alimentos DASH								
			Sodio (mg)	Cereales	Vegetales	Frutas	Lácteos	Carne roja, aves y pescado	Frutos secos, semillas y legumbres	Grasas y aceites	Dulces
Desayuno 3/4 taza de trigo molido con azúcar	3			1							
2 rebanadas[1] de pan integral[2]	299			2							
1 banana[3] mediana	1					1					
1 taza de leche descremada	126						1				
1 taza de jugo de naranja[4]	5					1 1/3					
1 cdta. de margarina[5] liviana	51	1 cdta. de margarina liviana sin sal		1						1	
2 cdtas. de jalea[6] sin azúcar	0			1						1	
Almuerzo Ensalada											
1/2 taza de ensalada de atún[7]*	158							1			
1 hoja de lechuga[8]	1				1/4						

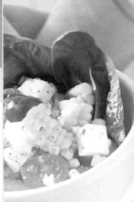

Continuación día 5:

Menú de 2400 mg de sodio	Sodio	Sustitutos para reducir el sodio a 1500 mg	Sodio (mg)	Cereales	Vegetales	Frutas	Lácteos	Carne roja, aves y pescado	Frutos secos, semillas y legumbres	Grasas y aceites	Dulces
6 galletitas de agua sin grasa	107	6 galletitas de agua sin grasa y sin sal	18	1							
1 hoja grande de lechuga	1				1/4						
1/2 taza de queso cottage[9], 2 %	459	1/2 taza de queso cottage, 2 % sin sal	23				1/4				
1 taza de ananá[10] enlatada, en su jugo	2					2				1	
4 cabitos de apio[11]	59				1/2					1	
2 cdas. de aderezo sin grasa	306	2 cdas. de aderezo a base de yogur[12] sin grasa**	84								
Cena 3 oz de budín[13] de pavo[14]***	62							1			
1 cda. de ketchup[15]	178	2 cdtas.	119								
1 papa[16] pequeña al horno	7			1	1						
1 cdta. de margarina liviana	51	1 cdta. de margarina liviana sin sal								1	
1 cda. de crema de leche reducida en grasa	15						1				
1 cebolla de verdeo[17] picada	2										
1 taza de repollo[18] cocido	15				2						
1 durazno[19] mediano	0					1					
1 taza de leche descremada	126						1				
Refrigerio 1 cda. de manteca de maní[20] reducida en grasa	101	1 cda. de manteca de maní reducida en grasa sin sal	3						1/2		
1/2 pan (bagel) mediano (7,5 cm)	152			1							
Totales				5	4	5 1/3	3 1/4	2	1/2	3	0

Equivalencias

9. Cuajada blanca sin madurar, coagulada por acidez.

10. Piña, abacaxi, piña americana.

11. Arracacha, panal, esmirnio.

12. Leche cuajada.

13. Pudín.

14. Guajalote, pirú.

15. Salsa de tomate sazonada con especias que se vende preparada.

16. Patata.

17. Cebollín, cebolla de almácigo, cebollino.

18. Col.

19. Chichoca, chuchoca, orejón, descarozado, melocotón, durazno prisco, pelón.

20. Mantequilla de cacahuete.

*   Receta en página 93.
** Receta en la página 90.
*** Receta en la página 93.

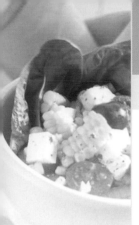

Aportes del menú del día 5

Nutrientes por día	Nivel de sodio	
	2400 mg	**1500 mg**
Calorías	1947	1941
Grasa total	38 g	40 g
Porcentaje de calorías de grasa	17 %	19 %
Grasa saturada	9 g	10 g
Porcentaje de calorías de grasa saturada	4 %	5 %
Colesterol	153 mg	153 mg

Nutrientes del menú del día 5

Nutrientes por día	Nivel de sodio	
	2400 mg	**1500 mg**
Sodio	2495 mg	1493 mg
Calcio	1293 mg	1360 mg
Magnesio	429 mg	475 mg
Potasio	4609 mg	4826 mg
Fibra	27 g	30 g

Equivalencias

1. Combinación de cereales, frutas secas, miel y canela.

2. Cambur, guineo, plátano.

3. Leche cuajada.

4. Toronja.

5. Guajalote, pirú.

6. Pan moreno rico en fibras.

Día 6

Cantidad de porciones según el grupo de alimentos DASH

Menú de 2400 mg de sodio	Sodio	Sustitutos para reducir el sodio a 1500 mg	Sodio (mg)	Cereales	Vegetales	Frutas	Lácteos	Carne roja, aves y pescado	Frutos secos, semillas y legumbres	Grasas y aceites	Dulces
Desayuno 1 barra de granola[1] baja en grasa	71			1/2							
1 banana[2] mediana	1					1					
1 taza de yogur[3] de fruta descremado, sin azúcar	107						1				
1 taza de leche descremada	**126**						1				
1 taza de jugo de naranja[4]	**5**					1 1/3					
Almuerzo 1 sándwich de pechuga de pavo[5]											
3 oz de pechuga de pavo	**48**							1			
2 rebanadas de pan integral[6]	**299**			2							

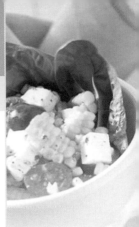

Continuación día 6:

Menú de 2400 mg de sodio	Sodio	Sustitutos para reducir el sodio a 1500 mg	Sodio (mg)	Cereales	Vegetales	Frutas	Lácteos	Carne roja, aves y pescado	Frutos secos, semillas y legumbres	Grasas y aceites	Dulces
2 fetas (1¹/² oz) de queso cheddar⁷, reducido en grasa	260	2 fetas (1¹/² oz) de queso cheddar, reducido en grasa y en sodio	3				1				
1 hoja grande de lechuga⁸	1				1/4						
2 rebanadas de tomate⁹	22				1/2						
2 cdtas. de mayonesa¹⁰ baja en grasa	60									2/3	
1 cda. de mostaza de Dijon¹¹	372	1 cda. de mostaza común	60								
1 taza de brócoli¹² congelado, cocido al vapor	44				2						
1 naranja mediana	0					1					
Cena pescado horneado con especias*	93							1			
1 taza de arroz¹³ con cebolla de verdeo¹⁴**	3			2							
1/2 taza de espinaca congelada cocida	88				1						
1 taza de zanahorias¹⁵ congeladas cocidas	96				2						
1 panecillo integral	148			1							
1 cdta. de margarina¹⁶ liviana	51	1 cdta. de margarina light, sin sal	1							1	
1 taza de leche descremada	126						1				
Refrigerio 2 galletas de harina de Graham¹⁷	156	3 galletas de arroz sin sal	7	1							
1 taza de leche descremada	126						1				
1/4 taza de damascos¹⁸ disecados	3					1					
Totales				6 1/2	5 3/4	4 1/3	5	2	0	1 2/3	0

Equivalencias

7. Queso tipo americano, de cuerpo firme y sabor fuerte.

8. Alsface.

9. Jitomate.

10. Mahonesa.

11. Mostaza francesa con semillas marrones y negras.

12. Brécol. Parecido a la coliflor.

13. Casulla, palay.

14. Cebollín, cebolla de almácigo, cebollino.

15. Cenoura, azanoria.

16. Mantequilla de origen vegetal.

17. Harina integral con mayor porcentaje de salvado.

18. Albaricoque, chabacana.

* Receta en página 94.
** Receta en página 94.

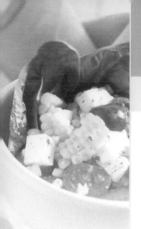

Aportes del menú del día 6

Nutrientes por día	Nivel de sodio	
	2400 mg	*1500 mg*
Calorías	1944	1941
Grasa total	31 g	28 g
Porcentaje de calorías de grasa	14 %	13 %
Grasa saturada	8 g	7 g
Porcentaje de calorías de grasa saturada	4 %	3 %
Colesterol	180 mg	180 mg

Nutrientes del menú del día 6

Nutrientes por día	Nivel de sodio	
	2400 mg	*1500 mg*
Sodio	2331 mg	1568 mg
Calcio	1858 mg	1851 mg
Magnesio	549 mg	572 mg
Potasio	5555 mg	5575 mg
Fibra	34 g	35 g

Equivalencias

1. Cuáquer.

2. Cambur, guineo, plátano.

3. Leche cuajada.

4. Bonito, pollo de mar, caballa.

5. Mahonesa.

Día 7

Cantidad de porciones según el grupo de alimentos DASH

Menú de 2400 mg de sodio	Sodio	Sustitutos para reducir el sodio a 1500 mg	Sodio (mg)	Cereales	Vegetales	Frutas	Lácteos	Carne roja, aves y pescado	Frutos secos, semillas y legumbres	Grasas y aceites	Dulces
Desayuno 1 taza de cereal de anillos de avena[1]	212	1/2 taza de harina de avena con 1 cdta. de canela	1	1							
1 banana[2] mediana	1					1					
1 taza de yogur[3] de fruta descremado, sin azúcar	107						1				
1 taza de leche descremada	126						1				
Almuerzo 1 sándwich de ensalada de atún[4]											
1/2 taza de atún enjuagado y escurrido	57							1			
1 cda. de mayonesa[5] baja en grasa	90									1	

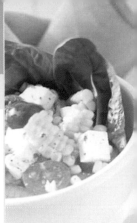

Continuación día 7:

Menú de 2400 mg de sodio	Sodio	Sustitutos para reducir el sodio a 1500 mg	Sodio (mg)	Cereales	Vegetales	Frutas	Lácteos	Carne roja, aves y pescado	Frutos secos, semillas y legumbres	Grasas y aceites	Dulces
1 hoja de lechuga[6] grande	1				1/4						
2 rebanadas[7] de tomate[8]	22				1/2						
2 rebanadas de pan integral[9]	299			2							
1 manzana[10] mediana	0					1					
1 taza de leche descremada	126						1				
Cena 1/6 receta de lasaña con zucchini[11]*	380	Sustituir por queso cottage[12] sin sal en la receta*	196	3	1		1				
Ensalada											
1/2 taza de hojas de espinaca fresca	12				1/2						
1/2 taza de tomate trozado	8				1						
2 cdas. de crutones[13] saborizados	62	2 cdas. de crutones	26	1/4							
2 cdas. de vinagreta[14] ** reducida en grasa	312	2 cdas. de vinagreta**	0							3/4	
1 panecillo integral	148			1							
1 taza de jugo de uva[15]	7					1 1/3					
1 cdta. de margarina[16] liviana	51	1 cdta. de margarina *light* sin sal	1							1	
Refrigerio 1/3 de taza de almendras sin sal	5								1		
2 fetas (1 1/2 oz) de queso cheddar[17] reducido en grasa	260						1				
6 galletitas de trigo integral	166	3 galletas de harina de centeno sin sal	1	1							
Totales				8 1/4	3 1/4	3 1/3	5	1	1	2 3/4	0

Equivalencias

6. Alsface.

7. Lonja, loncha, chulla.

8. Jitomate.

9. Pan moreno rico en fibras.

10. Poma.

11. Zapallito italiano, calabacín.

12. Cuajada blanca sin madurar, coagulada por acidez.

13. Tostadas.

14. Aderezo de aceite mostaza, vinagre, sal y pimienta.

15. Zumo de gracejo, agraz.

16. Mantequilla de origen vegetal.

17. Queso tipo americano, de cuerpo firme y sabor fuerte.

* Receta en página 95.
** Receta en página 91.

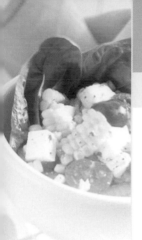

Aportes del menú del día 7

Nutrientes por día	Nivel de sodio	
	2400 mg	1500 mg
Calorías	1980	1941
Grasa total	60 g	56 g
Porcentaje de calorías de grasa	27 %	26 %
Grasa saturada	12 g	12 g
Porcentaje de calorías de grasa saturada	6 %	5 %
Colesterol	72 mg	76 mg

Nutrientes del menú del día 7

Nutrientes por día	Nivel de sodio	
	2400 mg	1500 mg
Sodio	2471 mg	1498 mg
Calcio	1587 mg	1589 mg
Magnesio	527 mg	527 mg
Potasio	4556 mg	4588 mg
Fibra	31 g	31 g

La dieta DASH
es el resultado
de complejas
investigaciones.

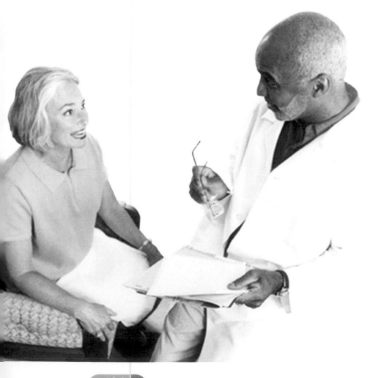

¿Quién respalda el plan de alimentación DASH?

El descubrimiento de este novedoso plan de alimentación fue el esfuerzo de una ardua tarea de investigación.
En principio fue desarrollado por el NHLBI (*National Heart, Lung, and Blood Institute*) y aplicado en cuatro centros médicos de los Estados Unidos.

Para esta investigación se constituyó un equipo coordinador en el Centro Permanente para la Investigación de la Salud en Portland, OR.

Los centros en donde se implementó el plan por primera vez fueron: el hospital de mujeres de Brigham en Boston MA; el Centro Médico Universitario Duke en Baltimore, MD; el centro de investigación Biomédica Pennington, estado universitario de Louisiana, Baton Rouge, LA.

Recetas para la salud del corazón

Presentamos sabrosas y saludables comidas que protegen el corazón con sólo una semana de dieta. Estas preparaciones son ideales para quienes están realizando el plan DASH o desean reducir la ingesta de sodio.

Día 1. Ensalada de pollo[1]

Ingredientes para 5 porciones

Tamaño de la porción: 3/4 taza

- 3 1/4 taza de pollo cocido, cortado en daditos, sin piel
- 1/4 taza de apio[2] picado
- 1 cda. de jugo de limón[3]
- 1/2 cdta. de cebolla en polvo
- 1/8 cdta. de sal
- 3 cdas. de mayonesa[4] reducida en grasa

Preparación

- Hornear el pollo, cortarlo en daditos y colocar en heladera.
- En un recipiente amplio, mezclar todos los ingredientes con el pollo frío.

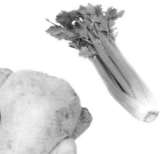

Por porción

Calorías	183
Grasa total	7 g
Grasa saturada	2 g
Colesterol	78 mg
Fibra	0 g
Sodio	201 mg
Calcio	17 mg
Magnesio	25 mg
Potasio	240 mg

Para reducir el sodio: no agregue sal. Nuevo sodio total: 127 mg

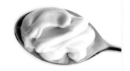

Equivalencias

1. Ave, frango.

2. Arracacha, panal, esmirnio.

3. Acitrón.

4. Mahonesa.

Recuerde que...

El pollo es un alimento con mucha proteína y altamente nutritivo, bajo en grasa. Dependiendo de la pieza, existen diferencias nutricionales. La pechuga sin piel es la menos grasa, con menos del 1% en peso, y la parte del animal con menos colesterol. Los muslos tienen menos proteínas que la pechuga y el triple de grasa, así como las vísceras, con cinco veces más cantidad. El hígado contiene nueve veces más colesterol que la pechuga.

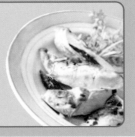

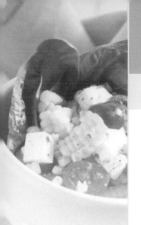

Días 1 y 5. Aderezo para ensalada a base de yogur[1]

Ingredientes para 8 porciones

Tamaño de la porción: 2 cdas.

- 8 oz de yogur natural, descremado
- 1/4 taza de mayonesa[2] reducida en grasa
- 2 cdas. de cebollines o ciboulette[3] deshidratados
- 2 cdas. de eneldo seco
- 2 cdas. de jugo de limón[4]

Preparación

- Mezclar todos los ingredientes y refrigerar.

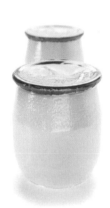

Por porción

Calorías	102
Grasa total	0 g
Grasa saturada	0 g
Colesterol	1 mg
Fibra	0 g
Sodio	84 mg
Calcio	72 mg
Magnesio	10 mg
Potasio	104 mg

Equivalencias

1. Leche cuajada.

2. Mahonesa.

3. Cebolleta, cebollín, cebollón chino.

4. Acitrón.

5. Zapallito italiano, calabacín.

6. Mejorana.

7. Alábega, alfabega, basílico, hierba de vaquero.

8. Aderezo, aliño, marinada, molho, adherezo de jitomate.

Día 2. Salsa vegetariana para espagueti

Ingredientes para 6 porciones

Tamaño de la porción: 1/2 taza.

- 2 cdas. de aceite de oliva
- 2 cebollas pequeñas picadas
- 3 dientes de ajo picados
- $1^{1/4}$ de zucchini[5] fileteado
- 1 cda. de orégano[6] disecado
- 1 cda. de albahaca[7] disecada
- 1 lata de 8 oz de salsa de tomate[8]
- 1 lata de 6 oz de puré de tomate
- 2 tomates medianos picados
- 1 taza de agua

Preparación

- En una sartén mediana, calentar aceite. Saltear la cebolla, el ajo y el zucchini en el aceite, durante 5 minutos a fuego medio.
- Agregar el resto de los ingredientes y cocinar a fuego lento por 45 minutos. Echar sobre los espaguetis.

Por porción

Calorías	103
Grasa total	5 g
Grasa saturada	1 g
Colesterol	0 mg
Fibra	5 g
Sodio	459 mg
Calcio	42 mg
Magnesio	37 mg
Potasio	623 mg

Para reducir el sodio: utilice una lata de 6 oz de puré de tomate sin sal adicionada. Nuevo sodio total: 260 mg.

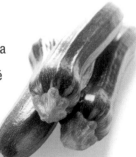

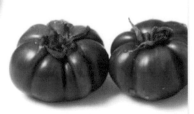

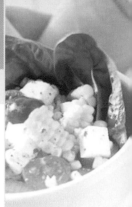

Días 2 y 7. Vinagreta[9] para ensalada

Ingredientes para 4 porciones

Tamaño de la porción:
2 cdas.

- 1 cabeza de ajo (dientes separados y pelados)
- 1/2 taza de agua
- 1 cda. de vinagre de vino tinto
- 1/4 cda. de miel
- 1 cda. de aceite de oliva virgen
- 1/4 cdta. de pimienta negra

Preparación

- Colocar los ajos en una olla y agregar la suficiente cantidad de agua como para cubrirlos (aprox. 1/2 taza).
- Poner el agua a hervir. Luego bajar el fuego y cocinar hasta que los ajos estén tiernos (alrededor de 15 minutos).
- Aumentar el fuego por 3 minutos y reducir el líquido a 2 cdas.
- Vaciar el contenido de la olla dentro de un bol, a través de un colador, machacando el ajo con una cuchara de madera.
- Batir el vinagre y la miel con el ajo, y mezclar con el aceite y los condimentos.

Por porción

Calorías	33
Grasa total	3 g
Grasa saturada	1 g
Colesterol	0 mg
Fibra	0 g
Sodio	0 mg
Calcio	2 mg
Magnesio	1 mg
Potasio	9 mg

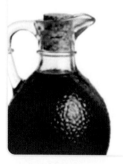

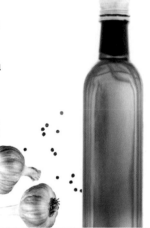

Equivalencias

9. Aderezo de aceite, mostaza, vinagre, sal y pimienta.

10. Patatas.

11. Cebollín, cebolla de almácigo, cebollino.

Día 3. Ensalada de papas[10] tiernas

Ingredientes para 5 porciones

Tamaño de la porción:
1 taza

- 16 papas pequeñas (5 tazas)
- 2 cdas. de aceite de oliva
- 1/4 taza de cebolla de verdeo[11] picada
- 1/4 cdta. de pimienta negra
- 1 cdta. de eneldo seco

Preparación

- Lavar bien las papas con un cepillo para vegetales.
- Hervirlas durante 20 minutos o hasta que estén tiernas.
- Escurrir y dejar enfriar por 20 minutos.
- Cortar las papas en cuartos y mezclar con el aceite de oliva, la cebolla y las especias.
- Refrigerar y servir.

Por porción

Calorías	187
Grasa total	6 g
Grasa saturada	1 g
Colesterol	0 mg
Fibra	3 g
Sodio	12 mg
Calcio	21 mg
Magnesio	36 mg
Potasio	547 mg

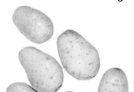

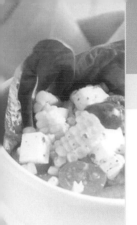

Día 4. Arroz[1] con pollo[2]

Ingredientes para 5 porciones

Tamaño de la porción:
1¹/² taza

- 1 taza de cebolla picada
- 1/4 taza de pimiento verde[3] picado
- 2 cdtas. de aceite vegetal
- 1 lata de 8 oz de salsa de tomate[4]
- 1 cdta. de perejil picado
- 1/2 cdta. de pimienta negra
- 1¹/⁴ cdta. de ajo picado
- 5 tazas de arroz cocido (en agua sin sal)
- 3¹/² tazas de pechuga de pollo (sin piel y huesos) cocida y cortada en cubitos

Preparación

- En una sartén grande, saltar la cebolla y el pimiento durante 5 minutos a fuego medio.
- Agregar la salsa de tomate y las especias.
- Añadir el arroz y el pollo, y calentar bien.

Por porción

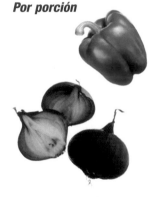

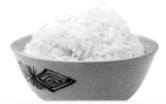

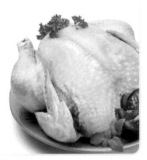

Calorías	406
Grasa total	6 g
Grasa saturada	2 g
Colesterol	75 mg
Fibra	2 g
Sodio	367 mg
Calcio	45 mg
Magnesio	57 mg
Potasio	527 mg

Para reducir el sodio: utilice una lata de 4 oz de salsa de tomate sin sal y una lata de 4 oz de salsa de tomate común. Nuevo sodio total: 226 mg.

Equivalencias

1. Casulla, palay.

2. Ave, frango.

3. Chile verde, ají verde.

4. Aderezo, aliño, marinada, molho, adherezo de jitomate.

Recuerde que...

El arroz es un alimento rico en vitamina B y ácido fólico, ayuda a reducir el colesterol y a controlar la hipertensión. Su consumo regular proporciona al organismo magnesio, hierro y fósforo. Para complementar estas cualidades es ideal acompañarlo con verduras y hortalizas. Como todo cereal, es rico en almidón y calorías, y bajo en grasas. Combate la fatiga y la depresión.

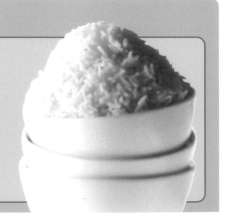

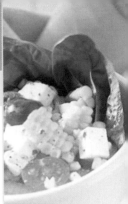

Día 5. Ensalada de atún[5]

Ingredientes para 5 porciones

Tamaño de la porción:
1/2 taza

- 2 latas de 6 oz de atún al agua
- 1/2 taza de apio[6] picado
- 1/3 cebolla de verdeo[7] picada
- 6$^{1/2}$ cdas. de mayonesa[8] reducida en grasa

Preparación

- Enjuagar y escurrir el atún durante 5 minutos. Separar con un tenedor.
- Agregar el apio y la mayonesa, y mezclar bien.

Por porción

Calorías	146
Grasa total	7 g
Grasa saturada	0 g
Colesterol	25 mg
Fibra	1 g
Sodio	158 mg
Calcio	15 mg
Magnesio	19 mg
Potasio	201 mg

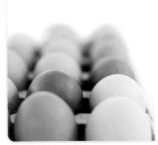

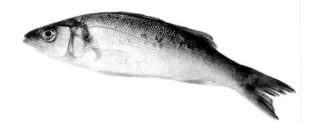

Día 5. Budín[9] de pavo

Ingredientes para 5 porciones

Tamaño de la porción:
1 rebanada[10] (3 oz)

- 500 g de carne de pavo[11] molida
- 1/2 taza de harina de avena[12]
- 1 huevo grande
- 1 cda. de cebolla deshidratada
- 1/4 taza de ketchup[13]

Preparación

- Mezclar todos los ingredientes.
- Hornear en una budinera a 350º F, durante 25 minutos o hasta que la temperatura interior alcance los 165º F.
- Cortar en 5 rebanadas y servir.

Por porción

Calorías	196
Grasa total	7 g
Grasa saturada	2 g
Colesterol	103 mg
Fibra	1 g
Sodio	217 mg
Calcio	33 mg
Magnesio	35 mg
Potasio	292 mg

Equivalencias

5. Bonito, pollo de mar, caballa.

6. Arracacha, panal, esmirnio.

7. Cebollín, cebolla de almácigo, cebollino.

8. Mahonesa.

9. Pudín.

10. Lonja, loncha, chulla

11. Guajalote, pirú.

12. Cuáquer.

13. Salsa de tomate sazonada con especias que se vende preparada.

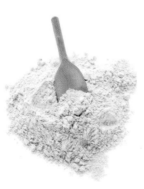

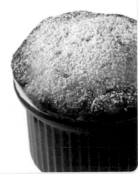

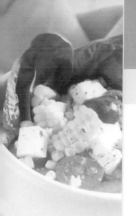

Día 6. Pescado horneado con especias

Ingredientes para 4 porciones

Tamaño de la porción:
3 oz (90 g)

- 1 bacalao (o cualquier otro pescado) de aprox. 500 g
- 1 cda. de aceite de oliva
- 1 cdta. de condimento sin sal

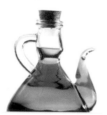

Preparación

- Precalentar el horno a 350° F.
- Rociar una cacerola con aceite en spray.
- Lavar y escurrir el pescado, colocar en la cacerola. Mezclar el aceite y el condimento y esparcir sobre el pescado.
- Hornear durante 15 minutos o hasta que se pueda desmenuzar con un tenedor. Cortar en 4 pedazos. Servir con arroz[1].

Por porción

Calorías	133
Grasa total	1 g
Grasa saturada	0 g
Colesterol	77 mg
Fibra	0 g
Sodio	119 mg
Calcio	20 mg
Magnesio	67 mg
Potasio	394 mg

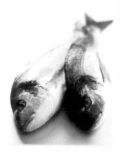

Equivalencias

1. *Casulla, palay.*

2. *Cebollín, cebolla de almácigo, cebollino.*

3. *Caldo.*

Día 6. Arroz con cebolla de verdeo[2]

Ingredientes para 5 porciones

Tamaño de la porción:
1 taza

- 4 1/2 tazas de arroz cocido (en agua sin sal)
- 1 1/2 cdta. de gránulos de consomé[3] sin sal
- 1/4 taza de cebolla de verdeo picada

Preparación

- Cocinar el arroz según las indicaciones del paquete.
- Combinar el arroz cocido, la cebolla de verdeo y los gránulos de consomé, y mezclar bien.
- Medir porciones de una taza y servir.

Por porción

Calorías	185
Grasa total	1 g
Grasa saturada	0 g
Colesterol	0 mg
Fibra	1 g
Sodio	3 mg
Calcio	24 mg
Magnesio	20 mg
Potasio	80 mg

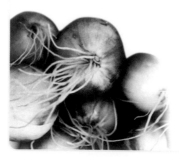

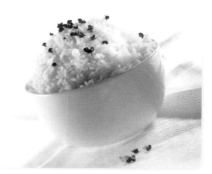

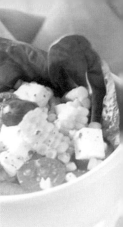

Día 7. Lasaña[4] con zucchini[5]

Ingredientes para 6 porciones

Tamaño de la porción:
1 pieza/fracción

- 250 g de pasta para lasaña cocida (en agua sin sal)
- 3/4 taza de queso mozzarella[6], parcialmente descremado, rallado
- 1 1/2 tazas de queso cottage[7], libre de grasa
- 1/4 taza queso parmesano[8], rallado
- 1 1/2 tazas zucchini crudo fileteado
- 2 1/2 tazas salsa de tomate[9] sin sal agregada
- 2 cdtas. de albahaca[10] seca
- 2 cdtas. de orégano[11] seco
- 1/2 taza de cebolla picada
- 1 diente de ajo
- 1/8 cdta. de pimienta negra

Preparación

- Precalentar el horno a 350° F. Rociar ligeramente un recipiente para horno de 22, 5 cm x 28, 5 cm con aceite vegetal en spray.
- En un bol pequeño, mezclar 1/8 taza de mozzarella y una cucharada de queso parmesano. Dejar aparte.
- En un bol mediano, mezclar la mozzarella y el queso parmesano restantes con el queso cottage. Dejar aparte.
- Mezclar la salsa de tomate con los demás ingredientes. Untar el fondo del recipiente con una capa delgada de salsa de tomate. Colocar encima una capa de un tercio de la lasaña. Sobre la pasta, esparcir la mitad del queso cottage. Añadir una capa de zucchini.

Repetir una capa de pasta. Cubrir con una capa delgada de salsa de tomate. Terminar con una capa de pasta, luego de salsa, y la mezcla de quesos (parmesano y mozzarella). Tapar con papel de aluminio.
- Hornear entre 30 y 40 minutos. Dividir en 6 porciones.

Por porción

Calorías	276
Grasa total	5 g
Grasa saturada	2 g
Colesterol	11 mg
Fibra	5 g
Sodio	380 mg
Calcio	216 mg
Magnesio	55 mg
Potasio	561 mg

Para reducir el sodio: utilice queso cottage sin sal. Nuevo sodio total: 196 mg.

Equivalencias

4. Plato compuesto por varias capas de pasta.

5. Zapallito italiano, calabacín.

6. Queso blando y suave utilizado en la preparación de pizzas y pastas.

7. Cuajada blanca sin madurar, coagulada por acidez.

8. Queso muy duro empleado como aditivo de sopas y platos con pasta.

9. Aderezo, aliño, marinada, molho, adherezo de jitomate.

10. Alábega, alfabega, basílico, hierba de vaquero.

11. Mejorana.

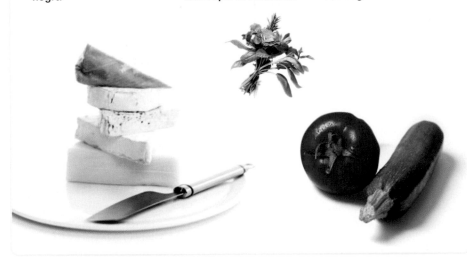

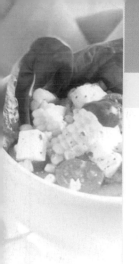

Convierta el plan DASH en buena salud

La dieta DASH es una nueva alternativa para alimentarse. Aunque haya interrumpido el plan por unos días, intente no abandonar las metas que se trazó para cuidar su salud.

Al iniciar esta dieta debe proponerse metas cortas y fáciles de alcanzar.

Pregúntese a sí mismo cuáles fueron las causas para salirse de la dieta

Descubra qué lo llevó a desviarse de la dieta y comience nuevamente con el plan de alimentación DASH. ¿Fue en una fiesta? ¿Se sintió deprimido en su casa o trabajo?

No se preocupe por un desliz
Todos cometemos errores, especialmente si estamos aprendiendo algo nuevo.

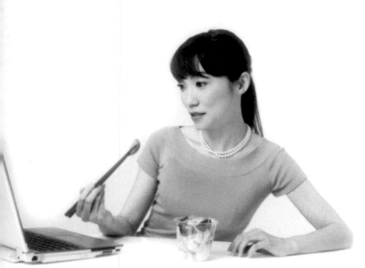

Recuerde que cambiar su estilo de vida es un proceso a largo plazo.

Observe si trata de hacer varias cosas al mismo tiempo
A menudo, aquellos que se están iniciando en un nuevo estilo de vida quieren realizar muchos cambios de golpe. Cambie una o dos cosas por vez. "Lento pero seguro" es la mejor manera de alcanzar el éxito.

Divida el proceso en pequeños pasos
Esto no solo evita que haga todo de una vez, sino que le permite realizar cambios de manera más simple. Trate de imponerse metas sencillas, cortas, fáciles de alcanzar.

Registre todo
Realice una tabla (similar a las de la dieta) en la que consignará la cantidad de porciones según los parámetros establecidos y controlará todo lo que coma. Esto lo ayudará a detectar en dónde se originan los problemas alimenticios. Asimismo, registrará: dónde se encuentra, qué está haciendo y cómo se siente. Mantenga este hábito por varios días. Descubrirá, por ejemplo, que mientras mira televisión consume comida alta en grasa. Si es así, puede empezar a reemplazarla por alimentos más livianos. Con este control también logrará verificar si está consumiendo los requerimientos necesarios de cada grupo alimenticio.

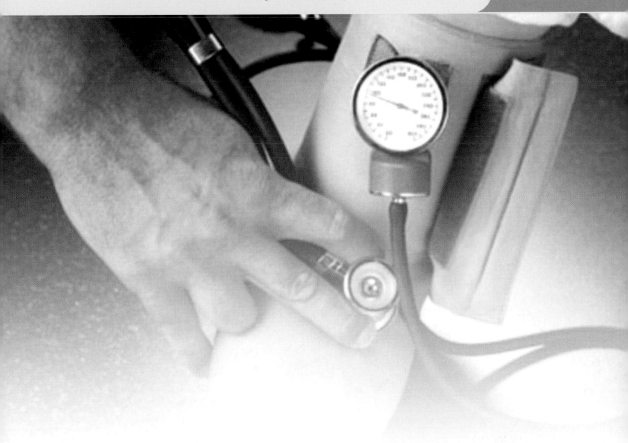

Diccionario de terminología

Cocina Rica y Nutritiva para Hipertensos

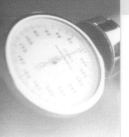

Terminología

En este breve glosario presentamos algunos de los términos específicos frecuentemente empleados en estas páginas.

1 Accidente cerebrovascular: término que engloba los conceptos de hemorragia, embolia o trombosis cerebral. Todos ellos bruscos y repentinos (de ahí la noción de accidente), con origen en las arterias y vasos del cerebro, que se rompen o se obstruyen.

2 Ácidos grasos: constituyentes de las llamadas "grasas de la dieta". Las grasas componen uno de los principios inmediatos más importantes de nuestra alimentación. Contribuyen a satisfacer las demandas de energía y de ácidos grasos que el organismo no es capaz de sintetizar (linoleico y linolénico), necesarios para su adecuado desarrollo.

3 Adrenalina: catecolamina sintetizada y liberada por la glándula suprarrenal. Sus efectos cardiovasculares son complejos

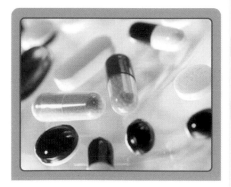

y dependen, en el caso de la sustancia sintética, de la duración y modo de administración. En general eleva la presión arterial, produce taquicardia y vasoconstricción.

4 Alfa y betabloqueantes: fármacos capaces de actuar simultáneamente sobre ambos tipos de receptores de catecolaminas. El labetalol, el más antiguo de ellos, tiene su principal utilización en la urgencia hipertensiva; el carvedilol, de reciente diseño, se ha desarrollado para el tratamiento de la insuficiencia cardíaca.

5 Alfabloqueantes: fármacos específicos que actúan en los receptores alfa 1, impidiendo la acción de las catecolaminas en este nivel. Se evita así la acción vasoconstrictora de éstas, produciendo vasodilatación tanto arterial como venosa y reduciendo las resistencias periféricas. La eficacia de la doxazosina es similar al resto de los grupos farmacológicos.

6 Antioxidantes: sustancias, generalmente orgánicas, que impiden o retardan la oxidación de algunos compuestos.

7 Arteriosclerosis: endurecimiento y engrosamiento anormal de las paredes de las arterias, con tendencia a que se produzca la obstrucción del vaso sanguíneo.

8 **Aspartamo:** el edulcorante químico más recomendable. Su único inconveniente es que pierde dulzor cuando se le somete de forma prolongada a temperaturas superiores a 120 ºC. Su poder edulcorante es 200 veces superior al de la sacarosa. Una cucharadita aporta dos calorías a la dieta y endulza igual que una cucharada de azúcar.

9 **Aterogénico:** sustancia con capacidad de provocar aterosclerosis.

10 **Ateroma, placa de:** película de grasa que puede llegar a obstruir el vaso sanguíneo.

11 **Aterosclerosis:** tipo de arteriosclerosis. Enfermedad de la pared de los vasos arteriales, causada por el depósito de colesterol, calcio y tejido fibroso. Produce una mayor resistencia al flujo normal de sangre a través del vaso afectado, con la consiguiente isquemia de los distintos órganos (ver **Isquemia**).

12 **Caloría o kilocaloría (se usan indistintamente):** unidad utilizada en nutrición humana para medir la energía. Una kilocaloría equivale a 4186 kilojulios. Se define como la cantidad de energía necesaria para aumentar la temperatura de un litro de agua destilada de 14,5 ºC a 15,5 ºC, manteniendo la presión constante.

13 **Carbohidratos o hidratos de carbono:** compuestos de carbono, hidrógeno y oxígeno en los cuales los dos últimos se hallan en la misma proporción que en el agua.
Las principales clases son almidones, azúcares y celulosa. Los almidones se

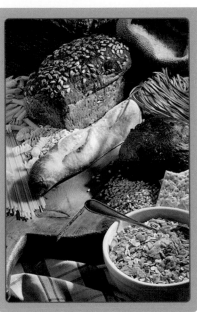

descomponen en los intestinos en azúcares simples y estos últimos en glucosa, azúcar típico que circula en la sangre y genera energía, según y cuando se requiere, por medio de su desintegración.

14 **Cardiopatía isquémica:** forma más frecuente de enfermedad cardíaca, en la que se produce una disminución del riego sanguíneo del corazón, como consecuencia de un estrechamiento y obstrucción de las arterias coronarias.

15 **Catecolaminas:** grupo de compuestos que incluye la adrenalina, noradrenalina y dopamina. Se producen en la glándula suprarrenal y en las terminaciones nerviosas. Las catecolaminas circulantes tienen que ver con la actividad del sistema nervioso simpático y con la respuesta al estrés. Si se producen en exceso pueden originar hipertensión arterial.

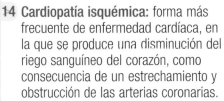

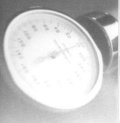

16 Ciclamato: edulcorante artificial que puede actuar como cancerígeno. No es aconsejable su uso.

17 Coagulación: proceso de solidificación de la sangre.

18 Colesterol: es un tipo de grasa que circula en la sangre e interviene en muchos procesos del organismo. A partir del colesterol se sintetizan algunas hormonas como las sexuales o las esteroideas. Está ampliamente distribuido por el organismo, especialmente en la bilis, sangre, tejido nervioso, hígado, riñón, glándulas suprarrenales y vainas de mielina de las fibras nerviosas. Facilita la absorción y el transporte de ácidos grasos. En la piel, y por acción de los rayos solares, el colesterol se transforma en vitamina D.

19 Diabetes: enfermedad crónica que consiste en una deficiente o nula producción de insulina, hormona encargada de transportar glucosa de la sangre hacia las células e hígado. Como consecuencia de esta deficiencia o carencia, la concentración de glucosa

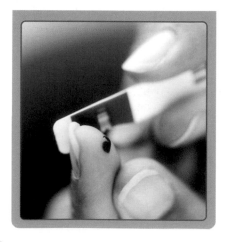

en la sangre es anormalmente elevada y se elimina en grandes cantidades mediante la orina, ocasionando una sensación permanente de hambre y sed.

20 Diuréticos: actúan produciendo un aumento de la eliminación de orina. En dosis bajas, son fármacos de gran interés en el tratamiento de la hipertensión. En general potencian las acciones de la mayoría de los fármacos antihipertensivos.

21 Eclampsia: caracterizada por el desarrollo de convulsiones o coma en pacientes con signos y síntomas de preeclampsia, en ausencia de otras causas de convulsiones. Es uno de los peores pronósticos maternos y fetales.

22 Edema: cúmulo de líquido fuera de los vasos sanguíneos, que se aprecia como un aumento de tamaño en los tejidos blandos de las extremidades o de la cara.

23 Emergencia hipertensiva: traducción libre al castellano del término anglosajón *emergency*. Alude a aquellos casos en los que resulta imprescindible instaurar tratamiento intravenoso para hacer descender la presión arterial antes de que se produzca un daño irreversible en los órganos diana (corazón, cerebro, riñón). Es un proceso poco frecuente y se identifica no por las cifras de presión arterial sino por los síntomas que revela el paciente. Algunos ejemplos de emergencias hipertensivas son: infarto agudo de miocardio, *ictus* e insuficiencia renal aguda.

24 Endotelio: células que tapizan el interior de los vasos sanguíneos. Cumplen diversas funciones. En ellas residen

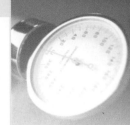

mecanismos que permiten el control de la presión arterial. Cuando sufren un daño o no trabajan adecuadamente se produce la arteriosclerosis.

25 Enfermedad coronaria: lesión o mal funcionamiento del corazón por un estrechamiento o una obstrucción de las arterias coronarias que suministran la sangre al músculo cardíaco.

26 Enfermedades cardiovasculares: nombre que engloba a un conjunto de enfermedades relacionadas con el corazón y los vasos sanguíneos.

27 Enzima: proteína producida en el interior de un organismo vivo, especializada para catalizar una reacción específica del metabolismo.

28 Estatinas: fármacos que producen descenso en los valores de colesterol y triglicéridos en sangre. Tienen además otros efectos positivos, actualmente en estudio.

29 Fibra alimentaria o dietética: describe el conjunto de sustancias químicas no digeribles que se encuentran en las paredes de las células vegetales y en el material celular circundante. Ejerce efectos sobre el tránsito intestinal, la absorción de agua y el metabolismo de las grasas.

30 Fibras insolubles: tienen poca capacidad de captar agua, por lo que forman mezclas de baja viscosidad. Estas fibras son la celulosa, algunas hemicelulosas y sobre todo la lignina. Los cereales integrales son especialmente ricos en fibra insoluble.

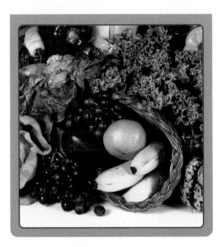

31 Fibras solubles: fibras con gran capacidad de captar agua formando geles. Las gomas, los mucílagos y las pectinas, así como algunas hemicelulosas, forman parte de este grupo. Se encuentran principalmente en las frutas y verduras.

32 Fitosteroles o esteroles vegetales: lípidos que se encuentran en los vegetales, formando esteres con los ácidos grasos. Tienen una composición química muy parecida al colesterol.

33 Fosfolípidos: grasas en las que un ácido graso ha sido sustituido por fósforo y por un compuesto nitrogenado.

34 Fructosa y sacarosa: suele conocerse como "azúcar para diabético". Tiene pocas ventajas sobre la glucosa. Se utiliza en la elaboración de postres y productos para diabéticos, pero hay que tener cuidado con su consumo ya que se transforma en glucosa. La fructosa se metaboliza más lentamente.

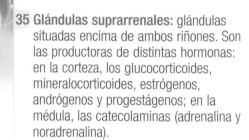

35 Glándulas suprarrenales: glándulas situadas encima de ambos riñones. Son las productoras de distintas hormonas: en la corteza, los glucocorticoides, mineralocorticoides, estrógenos, andrógenos y progestágenos; en la médula, las catecolaminas (adrenalina y noradrenalina).

36 Glucosa: azúcar de color blanco, cristalizable, de sabor muy dulce, soluble en agua pero no en alcohol, que se halla disuelta en las células de muchos frutos maduros, en el plasma sanguíneo normal.

37 HDL: lipoproteína de alta densidad que recoge los cuerpos grasos sobrantes de las células y los transporta al hígado, donde son eliminados.

38 Hipercolesterolemia: exceso de colesterol en la sangre que puede dar lugar a la aparición de aterosclerosis o engrosamiento de las paredes de los vasos sanguíneos, como consecuencia del depósito en ellas de colesterol, disminuyendo de un modo parcial o total el riego sanguíneo en esa zona.

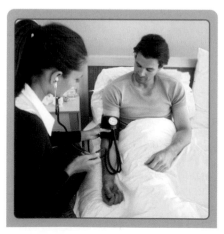

39 Hiperglucemia: aumento anormal de la concentración de glucosa en la sangre. Condición típica de la diabetes *Mellitus*.

40 Hiperlipemia/hiperlipidemia: alteración por aumento en los niveles de lípidos o grasas en sangre.

41 Hipertensión: elevación anormal sostenida de la presión arterial.

42 Hipertensión gestacional: definida como la que aparece en la segunda mitad del embarazo, en una paciente previamente normotensa, sin edema ni proteinuria y con normalización de la presión arterial alrededor de diez días después del alumbramiento. Este grupo está constituido por la mayoría de las pacientes con hipertensión en el embarazo y suele tener buen pronóstico fetal y materno.

43 Hipertensión secundaria: hablamos de hipertensión secundaria cuando podemos identificar una causa corregible. Es una situación poco frecuente. Sólo el 10% de los hipertensos pertenecen a este grupo. Las causas son: enfermedades renales, malformaciones o alteraciones en las arterias y enfermedades endocrinas en las que cambios en la producción de diferentes hormonas (tiroideas, cortisol, aldosterona, catecolaminas, etc.) son los responsables del incremento de la presión arterial.

44 Hipertrigliceridemia: trastorno del metabolismo de las lipoproteínas (proteínas que transportan las grasas en la sangre) caracterizado por una cifra de triglicéridos en sangre mayor a 200 mg/dl y un colesterol total menor a 200 mg/dl. El nivel máximo de 200 mg/dl en el

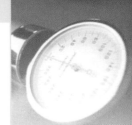

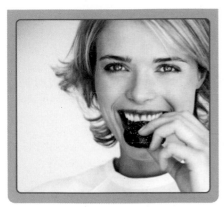

colesterol y los triglicéridos es la cifra aconsejable para la población general.

45 Hormonas: son sustancias químicas, secretadas por las células glandulares endocrinas. Distribuidas a través del torrente sanguíneo, se encargan de regular procesos fisiológicos como el crecimiento, el metabolismo y la reproducción.

46 Infarto agudo de miocardio: insuficiencia súbita del aporte de sangre a un punto del músculo cardíaco, debida -habitualmente- a una obstrucción de una arteria coronaria. La falta de sangre, y por lo tanto de oxígeno, provoca la necrosis de la zona afectada.

47 Infarto de miocardio: una de las malformaciones de la cardiopatía coronaria que consiste en el cese de la actividad del músculo cardíaco.

48 Insulina: hormona producida por el páncreas que ayuda a reducir el nivel de glucosa en sangre y en orina.

49 Isquemia: insuficiente aporte de sangre a un órgano o tejido específico, a causa de constricción funcional o destrucción real de un vaso sanguíneo.

50 Lactiol: edulcorante artificial bajo en calorías. Se emplea para confeccionar dulces, recomendable en la diabetes. Menos dulce que la sacarosa pero más estable que el aspartamo.

51 LDL: lipoproteína de baja densidad. Son las más abundantes. Son las lipoproteínas cuya función consiste en llevar la grasa desde el hígado hasta el interior de las células. Su efecto sobre la aterosclerosis aumenta si sufren un proceso de oxidación por los radicales libres.

52 Lípidos: grasas presentes en la sangre.

53 Lipoproteína: unión de proteína y lípido que permite a la grasa circular en la sangre.

54 Membranas celulares: estructura laminar que envuelve al protoplasma (citoplasma y núcleo) de las células, formada principalmente por lípidos y proteínas, y en la que se asientan numerosas funciones esenciales para la vida celular.

55 Menopausia: término que define la desaparición de la menstruación en la mujer.

56 Noradrenalina: es una catecolamina que funciona como neurotransmisor (comunicador entre neuronas). La infusión intravenosa de noradrenalina provoca un aumento de la presión arterial sistólica y diastólica. La

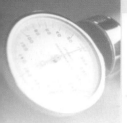

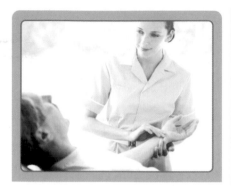

noradrenalina es segregada en cantidades mucho mayores que la adrenalina.

57 Preeclampsia: cuadro clínico de hipertensión gestacional (presión arterial por encima de 140/90 mm Hg) asociado a proteinuria (más de 300 mg/día) y, con frecuencia, a edema patológico (en pies, manos y cara). Se acompaña de retraso del crecimiento intrauterino, lo cual ensombrece el pronóstico fetal y puede evolucionar hacia una eclampsia.

58 Proteínas: moléculas formadas por gran cantidad de aminoácidos. Son el componente clave de cualquier organismo vivo y forman parte de cada una de sus células. Se distinguen de los carbohidratos y de las grasas por contener además nitrógeno en su composición, aproximadamente un 16%.

59 Renina plasmática: sustancia producida y secretada por células del riñón. Actúa sobre una proteína hepática dando lugar a la angiotensina I, potente sustancia vasoconstrictora que interviene en la regulación de la presión arterial.

60 Riesgo cardiovascular: situación de mayor o menor probabilidad de padecer desequilibrios y problemas que afectan al corazón, cerebro y arterias. Se calcula de acuerdo con la edad, sexo, peso, y diferentes características personales y familiares.

61 Sacarina: se ha demostrado que en dosis habituales no es tóxica (menos de 2,5 g al día). Un frasco de sacarina líquida debe durar por lo menos un mes. No es aconsejada en mujeres embarazadas.

62 Sorbitol: tiene las mismas ventajas e inconvenientes que la fructosa, pero puede causar diarrea si se consume en cantidad. Es el edulcorante que contienen generalmente los chicles "sin azúcar". No deben consumirse más de 5 chicles diarios. En el hígado puede trasformarse en glucosa y fructosa.

63 Tiroides: glándula de secreción interna situada en la parte anterior e inferior de la laringe.

64 Triglicéridos: son otro tipo de lípidos presentes en la sangre. La mayoría de la grasa del cuerpo son triglicéridos almacenados para ser convertidos en energía en el momento necesario. Por lo general, el cuerpo los toma de las grasas y aceites que comemos.

65 Trombo: coágulo adherido a la pared interna de una vena o arteria. Puede ocasionar la disminución parcial o total de la luz de la misma con síntomas de isquemia (ver **Isquemia**).

66 Xylitol: edulcorante parecido al sorbitol, escasamente utilizado debido a su costo de obtención.

Guía de equivalencias de pesos y medidas

Medidas Líquidas

1 Cuartillo	1 Litro	1000 cc
1 Onza	30 Mililitros	30 cc
3 Onzas	90 Mililitros	90 cc
8 Onzas	240 Mililitros	240 cc
1 Galón	3,78 Litros	3780 cc

Unidad	Mililitros (ml)	Centímetros Cúbicos (cc)	Onzas	Galones
	5	5	0,16	0,001
	10	10	0,33	0,002
	30	30	1	0,008
	50	50	1,6	0,01
	100	100	3,33	0,026
	200	200	6,66	0,053
	500	500	16,65	0,13
	1000 (1 Litro)	1000	33,3	0,26
	3780	3780	125,87	1

Medidas sólidas

1 Libra	454 Gramos
1 Onza	28 Gramos

Unidad	Gramos (g.)	Onzas
	10	0,35
	50	1,79
	100	3,57
	200	7,14
	500	17,86
	1000 (1 Kg.)	35,71

Volumen y peso

Referencias aproximadas

1 Taza de harina	4 Onzas	125 Gramos
1 Taza de azúcar	5 Onzas	150 Gramos
1 Taza de mantequilla	8 Onzas	250 Gramos
1 Taza de arroz	8 Onzas	250 Gramos

Medidas en temperatura

Descripción	Fahrenheit	Celsius
Fuego bajo	300°	150°
Fuego moderado	350°	180°
Fuego alto	400°	200°
Fuego muy alto	450°	230°

James Prendergast Library

8 1880 0479627 7

Sp 616.132 C

Cocina rica y nutritiva
para hipertensos

	DATE DUE		

JAMES PRENDERGAST
LIBRARY ASSOCIATION

JAMESTOWN, NEW YORK

Member Of

Chautauqua-Cattaraugus Library System